Fibromialgia e Fisioterapia

Fibromialgia e Fisioterapia
Avaliação e Tratamento

2ª edição revisada e atualizada

Amélia Pasqual Marques
Fisioterapeuta. Livre-docente do Departamento de Fisioterapia, Fonoaudiologia e Terapia Ocupacional da Faculdade de Medicina da Universidade de São Paulo.

Ana Assumpção
Fisioterapeuta, mestre e doutora em Ciências pela Faculdade de Medicina da Universidade de São Paulo.

Luciana Akemi Matsutani
Fisioterapeuta. Doutoranda pela Faculdade de Medicina da Universidade de São Paulo. Professora da Fundação Instituto de Ensino para Osasco.

Manole

© Editora Manole Ltda., 2015, por meio de contrato com as autoras.

EDITOR-GESTOR: Walter Luiz Coutinho
EDITORAS: Eliane Usui e Juliana Waku
EDITORA DE ARTE: Deborah Sayuri Takaishi
CAPA: Departamento de arte da Editora Manole
IMAGEM DA CAPA: Escultura de Celso Chino
PROJETO GRÁFICO E EDITORAÇÃO ELETRÔNICA: Anna Yue

Dados Internacionais de Catalogação na Publicação (CIP)
(Câmara Brasileira do Livro, SP, Brasil)

Marques, Amélia Pasqual
  Fibromialgia e fisioterapia: avaliação e tratamento / Amélia Pasqual Marques, Ana Assumpção, Luciana Akemi Matsutani. – 2. ed. rev. e atual. – Barueri, SP: Manole, 2015.

  Bibliografia.
  ISBN 978-85-204-4207-4

  1. Fibromialgia 2. Fibromialgia – Tratamento 3. Fisioterapia
I. Assumpção, Ana. II. Matsutani, Luciana Akemi. III. Título.

	CDD-616.742062
15-05395	NLM-WE 550

Índices para catálogo sistemático:
1. Fibromialgia: Tratamento pela fisioterapia:
   Ciências médicas 616.742062
2. Fisioterapia: Tratamento da fibromialgia:
   Ciências médicas 616.742062

Todos os direitos reservados.
Nenhuma parte deste livro poderá ser reproduzida, por qualquer processo, sem a permissão expressa dos editores. É proibida a reprodução por fotocopia.

A Editora Manole é filiada à ABDR – Associação Brasileira de Direitos Reprográficos.

1ª edição – 2007
2ª edição – 2015

Editora Manole Ltda.
Av. Ceci, 672 – Tamboré
06460-120 – Barueri – SP – Brasil
Tel.: (11) 4196-6000 – Fax: (11) 4196-6021
www.manole.com.br
info@manole.com.br

Impresso no Brasil
Printed in Brazil

# Sumário

Prefácio VII
Apresentação - 2ª edição IX
Apresentação - 1ª edição XI

Capítulo 1 Introdução à fibromialgia 1
Ana Assumpção • Luciana Akemi Matsutani

Histórico 1
Conceito 2
Critérios diagnósticos 3
Critérios diagnósticos de 1990 (ACR) 3
Critérios diagnósticos de 2010 3
Sintomas e manifestações clínicas associadas 6
Etiologia e fisiopatologia 8
Diagnóstico diferencial: fibromialgia, síndrome miofascial e síndrome da fadiga crônica 10
Prevalência 12
Referências bibliográficas 13

Capítulo 2 Avaliação fisioterapêutica 17
Amélia Pasqual Marques

Primeiro passo da avaliação: verifique se a fibromialgia está presente 18
Avaliação da dor 20
Dolorimetria 24
Roteiro para identificação e avaliação dos *tender points* 25
Avaliação da qualidade de vida 28
Questionário do impacto da fibromialgia (QIF) 29
Questionário SF-36 (Outcomes Study 36-Item Short-Form Health Survey) 31
World Health Organization Quality of Life Group (WHOQOL) 36
Avaliação do sono 40
Avaliação da ansiedade 46
Inventário de Ansiedade Traço-Estado (IDATE) 47
Depressão 49

Avaliação do estresse 52
Avaliação da fadiga. 54
Avaliação da confiança no equilíbrio 56
Avaliação postural 58
Referências bibliográficas. 59

Capítulo 3   Tratamentos 62
Luciana Akemi Matsutani • Colaboradora: Laís Verderame Lage

Tratamento medicamentoso 62
Terapias alternativas ou complementares 66
Terapia cognitivo-comportamental. 67
Fisioterapia 68
Referências bibliográficas. 75

Capítulo 4   Exercícios de alongamento e de fortalecimento muscular 79
Ana Assumpção • Amélia Pasqual Marques • Luciana Akemi Matsutani

Exercícios de alongamento 79
Exercícios. 80
Exercícios de fortalecimento 90
Programa de fortalecimento 91
Referências bibliográficas. 97

Capítulo 5   Trabalho educativo e autoajuda dos pacientes 98
Amélia Pasqual Marques • Ana Assumpção

Verifique se você é fibromiálgico. 98
A importância dos programas educativos 100
Aprendendo a conviver com a fibromialgia 101
Motivação 107
Desenvolvendo hábitos saudáveis 107
Sete níveis de ajuda ao fibromiálgico. 112
Relato de pacientes (*transcritos segundo a escrita original dos pacientes.*) 113
Referências bibliográficas. 114

Capítulo 6   Pesquisa clínica em fibromialgia 115
Amélia Pasqual Marques • Ana Assumpção • Luciana Akemi Matsutani

Modelos de pesquisa. 117
Conclusão 124
Sites de interesse 124
Referências bibliográficas. 124

Índice remissivo 127

Prefácio

Este é um livro sobre vida! Mais precisamente, sobre qualidade de vida. A avaliação da qualidade de vida talvez seja o grande desafio do profissional dedicado à melhora da saúde do ser humano. Qualidade de vida, entretanto, é uma expressão que carrega um alto teor de subjetividade. Pode-se perceber que a avaliação da qualidade de vida é sempre feita de forma relativa. Muitas vezes, o indivíduo que convive com todos os recursos possíveis para levar uma boa vida demonstra uma tristeza sem par. Outras vezes, um indivíduo proveniente de um ambiente de extrema pobreza carrega consigo a atitude positiva que se deseja do ser humano; um ganho, por menor que seja, é traduzido em grande alegria. Por outro lado, certamente a diminuição do sofrimento humano produz aumento da qualidade de vida. O objetivo primordial deste livro é a diminuição da dor e, por conseguinte, do sofrimento. Nada é tão objetivo quanto a diminuição da dor.

Minha afirmação sobre esse objetivo das autoras é fruto da minha própria experiência. Sobre o trabalho diário que desenvolvem posso dizer que dele participo ativamente. Primeiro como paciente e, consequentemente, observador, e depois como colaborador. Não consigo me afastar do desafio de analisar dados coletados a fim de estudar a eficiência de terapias inovadoras. Como estatístico, tive a chance também de auxiliar na luta contra o sofrimento dos pacientes atendidos por essas profissionais maravilhosamente competentes que são as autoras. A competência eu garanto, pois sou um daqueles pacientes que muito sofria, talvez com aquela relatividade comentada anteriormente.

Entendo que a fibromialgia seja uma síndrome reumática caracterizada por dores musculares difusas e crônicas que se manifestam em várias partes do corpo e permanecem por longo tempo. Ah! O meu problema? É também uma síndrome reumática denominada Sjögren, cujas dores são localizadas e periódicas. Os locais variam com a época da crise. A consequência da descoberta tardia, quando entrei no paraíso das autoras, foi uma prótese de quadril muito bem-sucedida com a orientação da Dra. Amélia Pasqual Marques e a competência do Dr. Itiro Suzuki. Passei cerca de cinco anos sendo atendido pela Dra. Amélia, que tinha como objetivo adiar a cirurgia e assim evitar uma troca precoce no futuro. Pude, então, aproveitar os frutos das novas tecnologias que surgiram. Com esse longo acompanhamento, apreciei de perto o trabalho desenvolvido por essas profissionais. Construímos um ambiente de pesquisa do qual muito me orgulho em participar. Foi uma satisfação colaborar ativamente nas dissertações de mestrado da Luciana e da Ana, também autoras deste livro. As análises que realizamos nos dados são usadas nos cursos de estatística que ofereço, tanto na graduação como na pós-graduação. No trabalho de livre-docência da Dra. Amélia, a autora mais graduada deste livro, tive a honra de escrever um apêndice que me faz refletir muito sobre avaliação quantitativa de sentimentos. Seria isso possível? Creio que a dolorimetria seja a única forma objetiva de quantificar a dor.

Como parceiro das autoras no grupo de pesquisa em fibromialgia, seria redundante recomendar este livro. Contudo, insisto que fui paciente e observador. Tenho, assim, autoridade para afirmar que os profissionais da área podem e devem ler e seguir os ensinamentos aqui apresentados. Os pacientes e os parentes observadores ficarão certamente satisfeitos com o produto do serviço prestado por aqueles que seguirem à risca o que está aqui discutido.

Carlos Alberto de Bragança Pereira
Professor Titular do Instituto de Matemática e
Estatística da Universidade de São Paulo

Apresentação – 2ª edição

O lançamento deste livro foi em 2007 e depois de oito anos apresentamos uma nova edição revisada e atualizada. Foram vendidos quase 2.000 livros, utilizados por profissionais da saúde, acadêmicos e também por pacientes que por vezes nos procuram para tirar dúvidas, agradecer as informações e "dicas" contidas no livro.

Quando em 1990 iniciamos o atendimento no Hospital das Clínicas da Faculdade de Medicina da Universidade de São Paulo, a fibromialgia era pouco conhecida. À época foi um grande desafio para mim e para a Dra. Laís e após 25 anos continuamos "apaixonadas" pela fibromialgia. O olhar sobre a fibromialgia cresceu de forma exponencial nos últimos dez anos. Hoje os pacientes são vistos de forma mais compreensiva e acolhedora, e os novos critérios de classificação da fibromialgia propostos em 2010 e 2011 pelo Colégio Americano de Reumatologia trazem grandes avanços, em especial a informação que agora o paciente pode deixar de ser fibromiálgico a qualquer momento.

Esta edição traz algumas mudanças e atualiza os novos olhares sobre o tema fibromialgia: os novos critérios classificatórios, os novos instrumentos de avaliação, as novas propostas de tratamento e o grande avanço das pesquisas.

São seis capítulos que têm o objetivo de auxiliar profissionais e pacientes a entender a fibromialgia e trabalhar com ela. O Capítulo 1 faz um histórico e introduz o leitor no tema fibromialgia; o Capítulo 2 descreve os instrumentos e os protocolos mais utilizados para avaliar e acompanhar a progressão dos pacientes; o Capítulo 3 aborda de modo atualizado os tratamentos medicamentoso e fisioterapêutico; o Capítulo 4 mostra por meio de imagens exercícios de alongamento e fortalecimento que os pacientes podem realizar; o Capítulo 5, chamado de autoajuda, dá dicas e recomendações a profissionais e pacientes sobre como lidar com os sintomas da fibromialgia; e o Capítulo 6 descreve os modelos de pesquisa mais utilizados e os sites que podem ser acessados para obter mais informações.

Queremos agradecer aos profissionais, acadêmicos e pacientes que nesses anos nos incentivaram a continuar o trabalho com a fibromialgia, o qual agora compartilhamos com todos.

Amélia Pasqual Marques

Apresentação – 1ª edição

O livro *Fibromialgia e fisioterapia: avaliação e tratamento* é fruto de um trabalho de quinze anos, desenvolvido no Ambulatório de Fibromialgia do Serviço de Reumatologia do Hospital das Clínicas da Faculdade de Medicina da Universidade de São Paulo. Juntamente com a Dra. Laís, reumatologista, iniciamos o trabalho quando a fibromialgia era totalmente desconhecida e desacreditada. Continuamos juntas até hoje.

Em 2004, parte deste trabalho foi compilado e resultou na minha tese de livre-docência intitulada "Avaliação dos sintomas e qualidade de vida em indivíduos com fibromialgia".

Muitos foram os alunos, hoje fisioterapeutas, que passaram pelo Ambulatório de Fibromialgia e nele desenvolveram seus projetos de iniciação científica, monografias e dissertações, contribuindo muito para o crescimento e a credibilidade do nosso grupo. Porém, as outras autoras, Luciana e Ana, me surpreenderam e continuam me emocionando a cada dia pela dedicação aos pacientes e pela demonstração de competência nessa parceria. Mais recentemente, veio agregar-se o Carlinhos (mais do que estatístico competente, um grande amigo), que tem alma e coração de fisioterapeuta.

Não posso deixar de mencionar os incontáveis pacientes, por nós tratados, que nos ensinaram muito sobre a fibromialgia e sobre a vida. Alguns deles deixaram marcas profundas e definitivas. Um deles é o Celso, escultor da obra exposta na capa deste livro, que tão fielmente retrata a fibromialgia.

Os seis capítulos que seguem mostram um pouco desse trabalho e dessa parceria e pretendem auxiliar fisioterapeutas, acadêmicos e fibromiálgicos a entender melhor a fibromialgia.

No Capítulo 1, apresenta-se uma introdução à fibromialgia; no Capítulo 2, descreve-se a avaliação completa dos principais sintomas da fibromialgia e apresentam-se, ainda, alguns instrumentos e protocolos mais utilizados para avaliá-la. O procedimento de dolorimetria está totalmente descrito por meio de fotografias.

No Capítulo 3, aborda-se o tratamento de forma ampla, porém com ênfase no tratamento de fisioterapia, e o Capítulo 4 reserva-se inteiramente para mostrar, por meio de imagens, alguns dos muitos exercícios de alongamento utilizados. Já no Capítulo 5, pretende-se mostrar que a fibromialgia, embora não tendo cura, pode ser totalmente controlada a partir de uma mudança de atitude; trata-se de um capítulo focado na autoajuda.

Por fim, no último capítulo, pensando no lado acadêmico e na necessidade da produção de conhecimentos nas áreas de Fisioterapia e Fibromialgia, são mostrados alguns exemplos de pesquisas desenvolvidas ao longo desses anos.

Enfim, com este livro, pretende-se partilhar toda essa vivência e oferecer a fisioterapeutas, profissionais da saúde, acadêmicos e pacientes a oportunidade de conhecer e compreender a fibromialgia.

Amélia Pasqual Marques

1
Introdução à fibromialgia

Ana Assumpção
Luciana Akemi Matsutani

HISTÓRICO

As primeiras referências a quadros que lembram a fibromialgia são de 1824, sugerindo um processo inflamatório no tecido conjuntivo responsável pela dor que era, então, chamada de reumatismo muscular. Pouco mais de 20 anos depois, Valleix descreveu pacientes com pontos musculares hipersensíveis à palpação e passíveis de desencadear dor irradiada.[1-3]

Acreditando que a inflamação fosse a principal característica do reumatismo muscular, surgiu o termo **fibrosite**, acompanhado pela descrição de áreas musculares específicas e sensíveis à digitopressão. No final dos anos 1920, outras denominações foram sugeridas: **miofascite, miofibrosite e neurofibrosite**.[2] Na ocasião, foi definida como um estado doloroso agudo, subagudo ou crônico dos músculos, tecido subcutâneo, ligamentos, tendões e aponeuroses.[1,3]

Em 1950, Ellman e Shaw destacaram as poucas manifestações físicas que justificavam a dor apresentada pelos pacientes, sugerindo uma condição essencialmente psicossomática (**reumatismo psicogênico**).[2]

Uma das primeiras definições foi relatada por Smythe em 1977, restringindo o uso da palavra fibrosite à sintomatologia de pacientes que apresentavam dores musculoesqueléticas espalhadas* acompanhadas de pontos dolorosos à digitopressão, fadiga e distúrbios do sono.[4]

Em 1981, Yunus et al. propuseram o termo **fibromialgia** (FM), que incluía como critérios obrigatórios: dor espalhada acompanhada de rigidez importante, envolvendo três ou mais áreas anatômicas, durante pelo menos três meses; ausência de causas secundárias, como traumas, doenças reumáticas, infecciosas ou

---

* Tradução do termo em inglês: *widespread pain* (WP).

neoplásicas; como critério maior, presença de pelo menos cinco pontos tipicamente dolorosos à digitopressão; como critérios menores, modulação dos sintomas pela atividade física e por fatores climáticos; piora dos sintomas por estresse e ansiedade; dificuldade para dormir; fadiga generalizada; ansiedade; cefaleia crônica; síndrome do cólon irritável; edema subjetivo e sensação de parestesia. Os pacientes com fibromialgia deveriam preencher os dois critérios obrigatórios, além de apresentar o critério maior ou três critérios menores.[5]

Em 1990, o Colégio Americano de Reumatologia (ACR) estabeleceu que a fibromialgia seria classificada pela presença de dor espalhada (hemicorpo direito e esquerdo, acima e abaixo da cintura e no esqueleto axial) e crônica (há mais de três meses), associada à sensibilidade dolorosa aumentada à palpação digital (pressão de aproximadamente 4 kg) em pelo menos 11 dos 18 *tender points*. Naquela ocasião, essa combinação fornecia os melhores índices de sensibilidade (88,4%), especificidade (81,1%) e acurácia (84,9%) em relação a outras doenças reumatológicas.[6] A validação desses critérios para a população brasileira, em 1999, concluiu que a combinação de dor espalhada e crônica e a presença de 9 ou mais dos 18 *tender points* possíveis apresentava melhores propriedades métricas com sensibilidade de 93,2%, especificidade de 92,1% e acurácia de 92,6%.[7]

Esses critérios foram extremamente importantes em uma época em que a existência da síndrome era questionada e controversa. Durante duas décadas essa classificação dicotômica possibilitou avanços no contexto de pesquisa[8] e destacou a fibromialgia dentro do contexto da reumatologia.

No entanto, na prática clínica muitos reumatologistas familiarizados com a fibromialgia relatavam considerar o conjunto total dos sintomas para o diagnóstico da síndrome, além de discutirem que a forma de classificação do ACR de 1990 não era suficiente para captar a sua essência.[9-11]

Assim, em 2010, Wolfe et al. propuseram novos critérios diagnósticos para a fibromialgia que considera a combinação de dor espalhada e uma escala de severidade dos sintomas.[12] Esses critérios retomam os conceitos de Yunnus et al.,[5] mas não têm a pretensão de substituir os de 1990.[6]

CONCEITO

Fibromialgia é uma síndrome dolorosa crônica de etiopatogenia multifatorial complexa, não totalmente conhecida, que acomete preferencialmente mulheres, sendo caracterizada por dores musculoesqueléticas espalhadas e sítios dolorosos específicos à palpação – *tender points*, associados frequentemente a distúrbios do sono, fadiga, sintomas somáticos e cognitivos e distúrbios psíquicos.[1,12]

CRITÉRIOS DIAGNÓSTICOS

Atualmente, conforme sugerido por Wolfe et al. em 2010,[12] consideram-se pertinentes tanto os critérios de 1990[6] como sua nova versão de 2010. Isso porque os critérios de 1990 têm um componente objetivo e quantitativo. No entanto, na prática, esses critérios não refletiam a forma de diagnóstico usada pelos reumatologistas, uma vez que não englobavam a complexidade dos sintomas. Além disso, requeriam experiência e familiaridade no exame dos *tender points* e confundiam médicos e pacientes nos casos em que, por vezes, a melhora não preenchia mais os critérios de classificação.

Por essas razões, os dois critérios têm sido utilizados de maneira simultânea, em paralelo ou individualmente. Assim, apresentamos a seguir essas duas formas de classificação.

CRITÉRIOS DIAGNÓSTICOS DE 1990 (ACR)

Em 1990, o ACR realizou um estudo multicêntrico estabelecendo como critérios diagnósticos da fibromialgia a presença de dor espalhada e crônica e 11 dos 18 *tender points*, conforme detalhados no Quadro 1.1.[6]

CRITÉRIOS DIAGNÓSTICOS DE 2010[12]

Os critérios diagnósticos propostos em 2010 vieram ao encontro de uma queixa recorrente da comunidade científica: um critério dicotômico como o de 1990 não capta a essência e complexidade da fibromialgia.[10] Além disso, reumatologistas clínicos relatavam não utilizarem o exame dos *tender points*, pondo em questão, inclusive, a capacitação dos profissionais em realizá-lo.[11]

Wolfe et al.[12] realizaram novo estudo multicêntrico com a finalidade de encontrar novos critérios que não necessitassem do exame dos *tender points*. Chegaram a um critério que combina a dor espalhada (WP)**, em uma escala de 0 a 19, de acordo com o números de locais dolorosos, e uma escala de severidade de sintomas (SS) de fadiga, sono não reparador e sintomas cognitivos. Estes são somados à extensão dos sintomas somáticos, com pontuação final entre 0 e 12. Para satisfazer o critério diagnóstico, deve haver uma combinação entre índice de dor e sintomas, sendo WP maior ou igual a 7, SS maior ou igual a 5 ou WP entre 3 e 6 e SS maior ou igual a 9. Além disso, os sintomas devem estar presentes por pelo menos três meses e não deve haver outras condições que justifiquem as dores. Os detalhes são apresentados no Quadro 1.2.

** WP: do termo em inglês *widespread pain*.

Dor difusa: dor nos lados esquerdo e direito do corpo, dor acima e abaixo da linha da cintura. Em adição, uma dor no esqueleto axial (segmento cervical, torácico ou lombar da coluna vertebral) deve estar presente. A dor difusa deve permanecer por pelo menos três meses.
Dor à palpação, com uma pressão de aproximadamente 4 kg, em pelo menos 11 dos 18 *tender points* (apontados na figura abaixo):

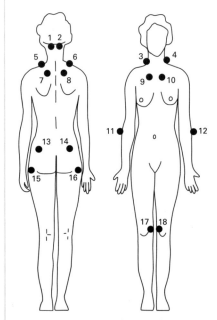

(1 e 2) Occipital: inserção dos músculos suboccipitais
(3 e 4) Cervical baixa: anteriormente, entre os processos transversos de C5-C7
(5 e 6) Trapézio: ponto médio das fibras superiores do músculo trapézio
(7 e 8) Supraespinhal: inserção do músculo supraespinhal, acima da espinha da escápula próximo ao ângulo medial
(9 e 10) Segunda articulação costocondral: lateral e superiormente à articulação
(11 e 12) Epicôndilo lateral: 2 cm distalmente ao epicôndilo
(13 e 14) Glúteo: quadrante superior e lateral das nádegas
(15 e 16) Trocânter maior: posterior à proeminência trocantérica
(17 e 18) Joelho: coxim gorduroso medial, próximo à linha articular

Quadro 1.1 Critérios de classificação da fibromialgia estabelecidos em 1990 pelo Colégio Americano de Reumatologia (adaptado de Okifuji A, et al., 1997).[13]

CRITÉRIOS DE DIAGNÓSTICO DA FIBROMIALGIA (2010/2011)

Um paciente recebe o diagnóstico de fibromialgia se as duas condições abaixo são satisfeitas:
(1) Índice de dor generalizada ≥ 7 e escala de severidade dos sintomas ≥ 5 ou índice de dor generalizada entre 3-6 e escala de severidade dos sintomas ≥ 9.
(2) O paciente não possui uma doença que pode explicar a dor de outro modo.

Índice de Dor Generalizada (IDG) (0-19)
Indique com um X se sentiu dor ou fraqueza durante os últimos 7 dias em cada uma das áreas listadas abaixo. Certifique-se de marcar o lado esquerdo e o direito separadamente.

Ombro esquerdo ( ) Ombro direito ( )
Braço esquerdo ( ) Braço direito ( )
Antebraço e mão esquerda ( ) Antebraço e mão direita ( )
Quadril esquerdo ( ) Quadril direito ( )
Coxa esquerda ( ) Coxa direita ( )
Perna esquerda ( ) Perna direita ( )
Mandíbula esquerda ( ) Mandíbula direita ( )
Região peitoral ( ) Abdome ( )
Parte superior das costas ( ) Lombar ( )
Pescoço ( )
Total: _____

Pontuação da escala de severidade dos sintomas (SS) (0-12)

I. Usando a escala abaixo, indique para cada item qual a gravidade do problema durante a última semana.

0: Nenhum problema.
1: Leve: problema leve ou às vezes presente ou quase nenhum problema.
2: Moderado: geralmente presente e/ou de nível médio; problema considerável.
3: Severo: problema sempre presente, contínuo, que atrapalha a rotina diária.

Fadiga (cansaço ao realizar atividades)	0	1	2	3
Acordar cansado	0	1	2	3
Dificuldade de pensamento ou memória	0	1	2	3

II. Durante os últimos 6 meses apresentou algum destes sintomas?

Dores de cabeça	Sim	Não
Dor ou cãibras no abdome	Sim	Não
Depressão	Sim	Não

Os sintomas listados nos itens I e II estiveram presentes nos últimos 3 meses?
☐ Sim ☐ Não

(continua)

(continuação)

Verifique se o paciente possui estes sintomas somáticos (SS) nos últimos 6 meses:					
Dor muscular	( )	Náuseas	( )	Úlceras orais	( )
Síndrome do intestino irritável	( )	Nervosismo	( )	Perda/mudança no paladar	( )
Fadiga/cansaço	( )	Dor no peito	( )	Convulsão	( )
Pensando/lembrando problemas	( )	Visão turva	( )	Olhos secos	( )
Fraqueza muscular	( )	Febre	( )	Falta de fôlego	( )
Dor de cabeça	( )	Diarreia	( )	Perda de apetite	( )
Dor/cólica abdominal	( )	Boca seca	( )	Erupção cutânea	( )
Dormência/formigamento	( )	Coceira	( )	Sensibilidade ao sol	( )
Tontura	( )	Respiração ofegante	( )	Dificuldades de audição	( )
Insônia	( )	Fenômeno de Raynaud	( )	Facilidade de contusão	( )
Depressão	( )	Urticária/equimoses	( )	Perda de cabelo	( )
Constipação	( )	Zumbido nos ouvidos	( )	Micção frequente	( )
Dor no abdome superior	( )	Vômitos	( )	Micção dolorosa	( )
		Azia	( )	Espasmos da bexiga	( )

Quadro 1.2 Novos critérios diagnósticos da fibromialgia, propostos por Wolfe et al.[12]

A grande crítica que se faz a esses novos critérios é a falta da necessidade de exame clínico do paciente para o diagnóstico de fibromialgia. Por outro lado, tais critérios podem ser úteis em estudos epidemiológicos, com a aplicação de questionários sem a necessidade da presença física do médico ou do indivíduo em estudo, o que pode permitir avanços na pesquisa sobre determinados aspectos da síndrome.

Apesar dos esforços da comunidade científica, muitas discussões são geradas pela sociedade em geral, por parentes e profissionais da saúde não familiarizados com a doença em virtude da subjetividade dos critérios diagnósticos. Nesse ínterim, não há exames laboratoriais ou radiológicos que confirmem ou excluam o diagnóstico, pois os pacientes não apresentam alterações evidentes de órgãos ou sistemas, embora refiram elevados níveis de dor, fadiga e outros sintomas associados semelhantes aos de pacientes com outras patologias cuja fisiopatologia é evidente, por exemplo, a artrite reumatoide.[14]

SINTOMAS E MANIFESTAÇÕES CLÍNICAS ASSOCIADAS

[...] procuram o neurologista apresentando-lhe queixas de cefaleia tensional crônica e recebem o rótulo de enxaqueca; buscam o otorrinolaringologista em razão da tontura e zumbidos e recebem o diagnóstico de labirintite; vão ao cardiologista por dor torácica e palpitações e, após exames de eletrocardiografia e ecocardiografia normais, alguns recebem o diagnóstico de costocondrite; dirigem-se ao gastroenterologista em razão da dor abdominal e alteração do ritmo intestinal ou por epigastralgia, dificuldade de digestão, náuseas e azia, e por diversas vezes têm sido submetidos a métodos de investigação invasivos que não demonstram quaisquer anormalidades, recebendo o diagnóstico final de síndrome do cólon irritável ou de dispepsia. Além disso, uma expressiva quantidade de pacientes com fibromialgia tem recebido múltiplos diagnósticos de tendinites, tenossinovites, bursites e neuropatias no sentido de justificar suas múltiplas queixas dolorosas. (Helfenstein e Feldman, 2002, p. 12)[15]

Ao lidar com a fibromialgia, o primeiro desafio consiste no correto reconhecimento dessa síndrome com sua complexa sintomatologia. Atualmente, após a sugestão dos novos critérios diagnósticos em 2010, sintomas e manifestações associadas são quase indistinguíveis e corroboram para a definição da síndrome *per se*.

Classicamente, segundo o Colégio Americano de Reumatologia (ACR), a síndrome é caracterizada pela presença de dor espalhada e crônica (bastante frequente nas regiões cervical e ombros, parede torácica e membros), com predominância no gênero feminino e muitas vezes associada a rigidez matinal, distúrbios do sono, fadiga, cefaleia crônica, sensação de edema, parestesias, ansiedade, depressão e distúrbios intestinais como síndrome do cólon irritável, entre outros. Destes, destacam-se os três primeiros, descritos como presentes em mais de 75% dos pacientes pelo ACR.[6] Em estudo qualitativo posterior, além da dor, qualidade do sono e fadiga, os pacientes relataram como fontes de incapacidades e sofrimentos o comprometimento cognitivo (dificuldade de memória e raciocínio), o impacto emocional (especialmente ansiedade e depressão), o comprometimento físico e de qualidade de vida.[16]

Esses sintomas podem modificar-se em intensidade de acordo com algumas condições moduladoras: alterações climáticas, estresse emocional, grau de atividade física – piorando com exercícios vigorosos e cessação repentina da atividade física –, mudança no padrão do sono ou coexistência com outras patologias.[6,17] Fazem parte dos sintomas dolorosos a alodínea (dor resultante de estímulo que não seria doloroso) e disestesias (sensação desagradável sentida nas extremidades que varia desde amortecimento até agulhadas).

Outros sintomas citados pela literatura como frequentes na fibromialgia são: adormecimentos, pontadas, cãibras, palpitação, tontura, zumbido, dispneia, epigastralgia, enjoo, dificuldade de digestão, fenômeno de Raynauld, dismenorreia e irritabilidade, sendo suas ocorrências variadas entre os estudos.[6,15,18]

Conforme já descrito, todas essas questões foram inseridas como fatores conceituais da síndrome em 2010. Considera-se atualmente que a sintomatologia faz parte do conceito da síndrome, organizada em sintomas físicos e somáticos.

A complexidade da fibromialgia reforça a necessidade do diálogo com o paciente, a importância de um bom exame físico e a solicitação de exames subsidiários criteriosos para complementar o diagnóstico, e não para substituir a avaliação criteriosa do infeccionado.[19] É interessante notar que, em tempos de alta tecnologia, tudo o que se necessita para o diagnóstico da fibromialgia é dispender-se tempo adequado e suficiente com o paciente.

ETIOLOGIA E FISIOPATOLOGIA

O avanço da compreensão dos aspectos biopsicossociais da dor crônica e dos sintomas concomitantes da fibromialgia sugere a participação de fatores genéticos, do processamento sensorial, especialmente da dor, e do gerenciamento do estresse.[20]

A suscetibilidade para fibromialgia é determinada pela combinação de fatores genéticos[21] e ambientais, que podem ser predisponentes e desencadeantes dessa síndrome. Entre os agentes que aumentam a incidência de fibromialgia estão traumas (como lesão em "chicote"), infecções (como hepatite B e C, HIV, doença de Lyme), estresse emocional, eventos catastróficos (p. ex., guerra), cirurgias, doenças autoimunes e outras patologias (como artrite reumatoide, lúpus eritematoso sistêmico, síndrome de Sjögren).[10,22]

Condições de dor crônica, como a fibromialgia, têm componentes de alterações do processamento da dor tanto pelo sistema nervoso central como pelo fator periférico. O componente do sistema nervoso central está relacionado com uma transmissão exacerbada da dor, que pode ter sido desencadeada inicialmente por um fator periférico (uma lesão ou um processo inflamatório regional ou generalizado, como na osteoartrite e artrite reumatoide).

A fibromialgia possui um envolvimento principalmente do componente do sistema nervoso central.[23] As pesquisas recentes apontam para um distúrbio no processamento dos estímulos sensoriais pelo sistema nervoso,[24,25] ocasionando hipersensibilidade especialmente dolorosa, mas também auditiva, olfativa etc. Os achados mais consistentes referem-se a neurotransmissores relacionados à dor, tanto inibitórios como excitatórios. As aminas biogênicas, serotonina e norepinefrina – inibidoras da dor –, estão reduzidas em pacientes com fibromialgia, enquanto a substância P – um neurotransmissor excitatório à dor – parece estar em maior concentração no fluido cerebroespinal.[26,27] Essas alterações poderiam justificar também outros sintomas da síndrome, como os distúrbios do sono e de humor.[28,29]

Outra alteração que vem ao encontro da sintomatologia da fibromialgia é a do sistema nervoso autônomo e do eixo hipotálamo-hipófise-adrenal, evidenciada nesses pacientes por níveis basais elevados de hormônio adrenocorticotrófico e folículo-estimulante, associada à diminuição de fator de crescimento insulínico (IGF-1), de hormônio de crescimento (GH), estrógeno e cortisol urinário, entre outros. Esses achados justificam a associação entre fibromialgia e sintomas de estresse crônico, além de interferir na qualidade de sono e ansiedade.[30,31]

Em resumo, a Figura 1.1 ilustra os fatores envolvidos na dor e nos sintomas da fibromialgia.

O componente afetivo ou emocional da dor é mais evidente que o sensorial nos pacientes com fibromialgia se comparados com controles ou pacientes com outras doenças osteomioarticulares, como osteoartrite e lombalgia.[32,33] Em 2010, o Colégio Americano de Reumatologia propôs uma mudança da definição da fibromialgia, incluindo os chamados *sintomas somáticos*,[12] isto é, alguns sintomas, sem uma base fisiopatológica do órgão acometido, fazem parte da representação das emoções no corpo.

Segundo Miranda et al.,[34] "algumas pessoas podem refletir as emoções em seus corpos". Quando há dificuldade no gerenciamento do estresse, "a pessoa se contrai, se compacta, se adensa, se encolhe e se segura". Recente estudo demonstrou que pacientes com fibromialgia apresentam maior aumento da atividade muscular em situações de estresse mental impostas experimentalmente, quando comparados aos controles.[35] Esse aumento significativo da atividade muscular leva a uma resposta de ativação de mecanismos paralelos de indução da dor, como uma retração miofascial.[34,35]

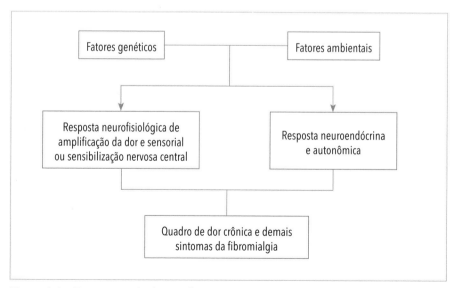

Figura 1.1 Fatores envolvidos na dor e nos sintomas da fibromialgia.

Ainda é comum na dor crônica a presença de crenças disfuncionais e pensamentos negativos. Crenças são concepções ou convicções íntimas[36] culturalmente compartilhadas sobre a percepção de nós mesmos, dos outros e do nosso ambiente, consideradas verdades absolutas, isto é, exatamente o modo como as coisas são. Uma construção emocional e cognitiva chamada de *catastrofização da dor* é definida como "uma crença negativa exagerada das experiências de dor atuais ou anteriores"[37] e tem sido observada nas experiências de dor crônica de pacientes com doenças reumatológicas, principalmente na fibromialgia.[38,39] Ela está relacionada com a severidade da dor, maior número de *tender points*, angústia emocional, incapacidade funcional e desfechos pequenos ou ineficazes de tratamento, que podem ser considerados fatores estressores.[39] A *catastrofização da dor* frequentemente leva ao desenvolvimento de comportamentos de fuga de alguns movimentos por receio de sentir dor, predispondo a mudanças físicas do paciente com fibromialgia,[37] o que enfatiza a importância da fisioterapia no tratamento deste paciente (Figura 1.2).

DIAGNÓSTICO DIFERENCIAL: FIBROMIALGIA, SÍNDROME MIOFASCIAL E SÍNDROME DA FADIGA CRÔNICA

Na esfera da dor muscular crônica e de outros sintomas associados, como a fadiga e distúrbios do sono, três condições devem ser consideras pela semelhança de sintomas: fibromialgia, síndrome dolorosa miofascial e síndrome da fadiga crônica. Embora essas manifestações possam estar presentes concomitantemente, aspectos diferenciais podem ser apontados para o entendimento e reconhecimentos de cada uma, como apresentado na Tabela 1.1.

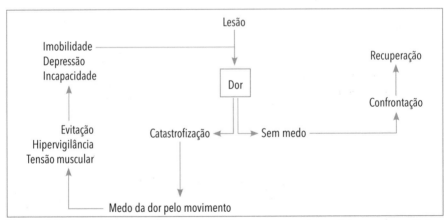

Figura 1.2 Interação entre fatores cognitivos e comportamentais na dor crônica. Fonte: adaptada de Henriques et al., 2009.[40]

Tabela 1.1 Diagnóstico diferencial de fibromialgia, síndrome dolorosa miofascial e síndrome da fadiga crônica

Características	Fibromialgia	Síndrome dolorosa miofascial	Síndrome da fadiga crônica
Definição	Síndrome de dor espalhada e crônica, com presença de *tender points* positivos, fadiga, distúrbios do sono e sintomas cognitivos e somáticos associados	Síndrome de dor crônica localizada, com pontos-gatilho (PG) que frequentemente desencadeiam dor referida	Fadiga crônica, inexplicável, persistente ou recidiva que não seja consequência de esforço e não se resolve com repouso
Simetria	Simétrica e dores difusas	Assimétrica e local em pontada	Simétrica
Diagnóstico	1990: Dor crônica e espalhada. Presença de pelo menos 11 dos 18 *tender points* 2010: índice de dor generalizada (WP) ≥ 7 e severidade dos sintomas (SS) ≥ 5 ou WP ≥ 5 e SS ≥ 9	Presença de pontos-gatilho no local da dor referida ou distantes Limiar de geração de dor inferior a 2 kg/cm² Reprodução da queixa à compressão do PG Alívio da dor com agulhamento, infiltração ou anestésico local no PG	Fadiga crônica, inexplicável, persistente ou recidiva que não seja consequência de esforço e não se resolve com repouso Presença de 4 ou mais dos sintomas, durante pelo menos 6 meses: cefaleia, perda de concentração e memória por curto prazo, dor muscular, dor em múltiplas articulações sem edema, sono não reparador, indisposição pós-esforço por mais de 24 h, gânglios linfáticos sensíveis nas axilas e no pescoço
Gênero	Predominância feminina (> 80%)	Ambos os sexos	Predominância feminina
Idade	Preferencialmente 40-60 anos	Qualquer idade	Adulto jovem
Pontos dolorosos	18 *tender points*	Pontos-gatilho/*trigger points*	Não se aplica
Algometria	4 kg de pressão	Limiar de dor – 2 kg	Não se aplica
Tipo de dor	Dor espalhada e crônica	Dor crônica, em pontos específicos	Dor difusa e crônica, quando presente
Fraqueza muscular	Incomum	Comum	Incomum
Amplitude de movimento	Não restrita	Sempre restrita	Não restrita
Outros sintomas	Fadiga, distúrbio do sono, dor, rigidez matinal	Baixa resistência da pele	Fadiga, distúrbio do sono, dor

Tender point: área sensível localizada em região de músculo, tendão, coxim gorduroso ou bursa, com localizações anatômicas definidas, sendo bilaterais e em número de 18. Para que o *tender point* seja positivo, o paciente deve referir dor a uma pressão de 4 kg/cm².
Trigger point: é um local irritável, localizado em uma estrutura de tecido mole, mais frequentemente o músculo, caracterizado por baixa resistência e pela alta sensibilidade em relação a outras áreas (Fischer, 1995 *apud* Sande, 1999).[41] Quando se pressiona esse ponto por 30 segundos de forma moderada, surge uma dor referida. Para Teixeira (1995) *apud* Sande (1999),[41] o ponto constitui uma degeneração de fibras musculares, destruição de fibrilas musculares, aglomeração nuclear e infiltração gordurosa em áreas de degeneração muscular.[41]

Um ponto é dito ativo quando é um foco de hiperirritabilidade sintomática no músculo ou fáscia com padrão de dor referida (dor espontânea ou ao movimento, diminuição da amplitude de movimento, diminuição de força, dor à palpação e bandas tensas). O ponto em forma latente não causa dor, mas pode tornar-se ativo por qualquer evento (trauma, estresse), gerando a dor referida.

PREVALÊNCIA***

A fibromialgia foi relatada por Wolfe em 1983 como a desordem reumatológica mais comum depois da artrite reumatoide e da osteoartrose.[43] Atualmente é considerada frequente, de relevante prevalência e importante impacto na esfera socioeconômica e pessoal. A proporção de pacientes com fibromialgia na clínica reumatológica está entre 10 e 20% do total,[44] estando entre as quatro desordens reumatológicas mais comuns na população mundial.[45-48] No Brasil, é a segunda mais relatada.[49]

Atualmente, ambos os critérios de classificação da fibromialgia partem da presença da dor espalhada e crônica. De acordo com Croft et al. (1993),[47] a prevalência de dor crônica e espalhada, segundo o ACR 1990, é de 11,2% na população geral e está fortemente associada a outras queixas somáticas, como cansaço, depressão e ansiedade. Resultado semelhante foi encontrado por Storzhenko et al. em 2004,[50] e um valor bastante inferior por Lindell et al., 4,2%.[51] Em estudo no Brasil, a prevalência de dor espalhada e crônica foi de 24%.[52] Os autores relataram que esse valor elevado deve-se aos variados fatores de risco para a dor aos quais a população do estudo estava exposta, como trabalho braçal, índice de massa corporal elevado, população de meia-idade e predominância do gênero feminino.

Apesar da prevalência de dor espalhada e crônica ser variável, a fibromialgia parece apresentar valores entre 2 e 5% na população adulta, segundo diversos autores.[53] O estudo de Wolfe et al. na população de Wichita (EUA) foi o primeiro, e identificou um valor de 2%,[54] seguido por White et al. (1999),[55] em London-CA, com 3,3%. Alguns autores, como Forseth et al., em 1992,[56] e Schochat et al., em 2003 relatam uma prevalência mais alta, em torno de 10,50%.[57] Na Espanha, Carmona et al. (2001)[58] identificaram um valor de 4,9% na quarta década de vida, e na França, um valor de 1,6%.[59]

*** "Prevalência é a proporção de um grupo de pessoas que apresenta uma determinada condição clínica em um determinado ponto do tempo. Incidência é a proporção de um grupo inicialmente livre de uma condição clínica que a desenvolve ao longo de um determinado período de tempo" (Fletcher, 1996).[42]

Diante dos novos critérios diagnósticos estabelecidos em 2010,[12] é possível que haja novos e distintos achados acerca da prevalência da fibromialgia na população geral. Os poucos estudos conduzidos utilizando a classificação de 2010 apontam para pouca diferença. Na Alemanha, um estudo recente aponta a prevalência de 2,1%,[60] enquanto no Japão, encontrou-se a prevalência de 2,1%.[61]

No Brasil, alguns estudos foram realizados utilizando-se os critérios de 1990. Em Montes Claros, Senna et al. (2004) identificaram uma prevalência de 2,5%,[50] enquanto em Embu, Assumpção et al. relatam 4,4%.[53]

Essas variações entre os autores devem-se especialmente à faixa etária de cada estudo. Sabe-se que a prevalência da fibromialgia aumenta na população de meia-idade. Nos estudos de ampla faixa etária, entre 18-20 e 70-80 anos, os valores são de 2-3%, enquanto entre 35 e 60 anos, ficam em torno de 4,5-5,5%.

É importante notar que, conforme descrito no decorrer do capítulo, a fibromialgia tem uma predileção pelo gênero feminino e os novos critérios diagnósticos de 2010 ainda podem modificar o que se sabe atualmente sobre a síndrome.

REFERÊNCIAS BIBLIOGRÁFICAS

1. Martinez JE. Fibromialgia - uma introdução. São Paulo: EDUC; 1998.
2. Chaitow L. Síndrome da fibromialgia: um guia para o tratamento. Barueri: Manole; 2002.
3. Wallace D. The history of fibromyalgia. In: Wallace DJ, Clauw DJ. Fibromyalgia & other central pain syndromes. Philadelphia: Lippincott Willians & Wilkins; 2005. p.1-7.
4. Smythe HA, Moldofsky H. Two contributions to understanding of the "fibrositis" syndrome. Bull Rheum Dis. 1977;28:928-31.
5. Yunnus MB. Primary fibromyalgia (fibrositis): clinical study of 50 patients with matched normal controls. Semin Arthritis Rheum. 1981;11:151-71.
6. Wolfe F, Smythe HAA, Yunus MB, Bennett AM, Bombardier CE, Goldenberg DL. The American College of Rheumatology 1990. Criteria for the classification of fibromyalgia: Report of the Multicenter Criteria Committee. Arthritis Rheum. 1990;33:160-72.
7. Haun MVA, Ferraz MB, Pollak DF. Validação dos critérios do Colégio Americano de Reumatologia (1990) para a classificação da fibromialgia em uma população brasileira. Rev Bras Reumatol. 1999;39:221-30.
8. Goldenberg DL. Fibromyalgia syndrome: an emerging but controversial condition. JAMA. 1987;257:2782-7.
9. Consensus Document on Fibromyalgia: The Copenhagen Declaration. J Musc Skel Pain. 1993;1:295-312.
10. Crofford LJ, Clauw DJ. Fibromyalgia: where are we a decade after the American College of Rheumatology Classification Criteria we developed? Arthritis Rheum. 2002;46(5):1136-8.
11. Katz RS, Wolfe F, Michaud K. Fibromyalgia diagnosis. A comparison of clinical, survey, and American College of Rheumatology. Arthritis Rheum. 2006;54:169-76.
12. Wolfe F, Clauw DJ, Fitzcharles MA, Goldenberg DL, Katz RS, Mease P, et al. The American College of Rheumatology preliminary diagnostic criteria for fibromyalgia and measurement of symptom severity. Arthritis Care Res. 2010;62(5):600-10.
13. Okifuji A, Turk DC, Sinclair JD, Starz TW, Marcus DA. A standardized manual tender point survey. I. Development and determination of a threshold point for the identification of positive tender points in fibromyalgia syndrome. J Rheumatol. 1997;24(2):377-83.

14. Martinez JE, Ferraz MB, Sato EI, Atra E. Avaliação sequencial do impacto da fibromialgia e artrite reumatoide na qualidade de vida. Rev Bras Reumatol. 1994;34:309-16.
15. Helfenstein M, Feldman D. Síndrome da fibromialgia: características clínicas e associações com outras síndromes disfuncionais. Rev Bras Reumatol. 2002;42:8-14.
16. Arnold LM, Crofford LJ, Mease PJ, Burgess SM, Palmer SC, Abetz L, Martin SA. Patient perspectives on the impact of fibromyalgia. Patient Educ Couns. 2008;73:114-20.
17. Gremillion RB. Fibromyalgia. Phys Sportsmed. 1998;26(4):55-65.
18. Riberto M, Battistella LR. Comorbidades em fibromialgia. Rev Bras Reumatol. 2002;42:1-7.
19. Martinez JE. Fibromialgia: o desafio do diagnóstico correto. Rev Bras Reumatol. 2006;46:2.
20. Schmidt-Wilcke T, Clauw DJ. Fibromyalgia: from pathophysiology to therapy. Nat Rev Rheumatol. 2011;7(9):518-27.
21. Lee YH, Choi SJ, Ji JD, Song GG. Candidate gene studies of fibromyalgia: a systematic review and meta--analysis. Rheumatol Int. 2012;32(2):417-26.
22. Ablin J, Neumann L, Buskila D. Pathogenesis of fibromyalgia – a review. Joint Bone Spine. 2008;75(3):273-9.
23. Phillips K, Clauw DJ. Central pain mechanisms in chronic pain states – maybe it is all in their head. Best Pract Res Clin Rheumatol. 2011;25(2):141-54.
24. Yunus MB. Fibromyalgia and overlapping disorders: the unifying concept of central sensitivity syndromes. Semin Arthritis Rheum. 2007;36:339-56.
25. Schneider MJ, Brady MD. Fibromyalgia syndrome: a new paradigm for differential diagnosis and treatment. J Manipulative Physiol Ther. 2001;24:529-41.
26. Russell IJ, Orr MD, Littman B, Vipraio GA, Alboukrek D, Michalek JE, et al. Elevated cerebrospinal fluid levels of substance P in patients with the fibromyalgia syndrome. Arthritis Rheum. 1994;37:1593-601.
27. Larson AA, Giovengo SL, Russell IJ, Michalek JE. Changes in the concentrations of amino acids in the cerebrospinal fluid that correlate with pain in patients with fibromyalgia: implications for nitric oxide pathways. Pain. 2000;87:201-11.
28. Moldofsky H. The significance of dysfunctions of the sleeping/waking brain to the pathogenesis and treatment of fibromyalgia syndrome. Rheum Dis Clin N Am. 2009;35:275-83.
29. Juhl JH. Fibromyalgia and the serotonin pathway. Altern Med Rev. 1998;3:367-75.
30. Mease P. Fibromylagia syndrome: review of clinical presentation, pathogenesis, outcome measures, and treatment. J Rheumatol. 2005;32(suppl 75):6-21.
31. Neeck G, Crofford LJ. Neuroendocrine perturbations in fibromyalgia and chronic fatigue syndrome. Rheum Dis Clin North Am. 2000;26:989-1002.
32. Marques AP, Rhoden L, Siqueira JO, João SMA. Pain evaluation of patients with fibromyalgia, osteoarthritis, and low back pain. Rev Hosp Clín Fac Med São Paulo. 2001;56(1):5-10.
33. Ferreira EAG, Marques AP, Matsutani LA, Vasconcellos EG, Mendonça L. Avaliação da dor e estresse em pacientes com fibromialgia. Rev Bras Reumatol. 2002;42(2):104-10.
34. Miranda R, Schor E, Girao MJ. [Postural evaluation in women with chronic pelvic pain]. Rev Bras Ginecol Obstet. 2009;31(7):353-60.
35. Westgaard RH, Mork PJ, Loras HW, Riva R, Lundberg U. Trapezius activity of fibromyalgia patients is enhanced in stressful situations, but is similar to healthy controls in a quiet naturalistic setting: a case-control study. BMC Musculoskelet Disord. 2013;14:97.
36. Loduca A, Samuellan C. Avaliação psicológica: do convívio com dores crônicas à adesão ao tratamento na clínica de dor. In: Neto OA, Costa CMC, Siqueira JTT, Teixeira MJ (eds.). Dor – princípios e prática. São Paulo: Artmed; 2009.

37. Morris LD, Grimmer-Somers KA, Louw QA, Sullivan MJ. Cross-cultural adaptation and validation of the South African Pain Catastrophizing Scale (SA-PCS) among patients with fibromyalgia. Health Qual Life Outcomes. 2012;10:137.
38. Campbell CM, McCauley L, Bounds SC, Mathur VA, Conn L, Simango M, et al. Changes in pain catastrophizing predict later changes in fibromyalgia clinical and experimental pain report: cross-lagged panel analyses of dispositional and situational catastrophizing. Arthritis Res Ther. 2012;14(5):R231.
39. Edwards RR, Bingham CO, 3rd, Bathon J, Haythornthwaite JA. Catastrophizing and pain in arthritis, fibromyalgia, and other rheumatic diseases. Arthritis Rheum. 2006;55(2):325-32.
40. Henriques AA, Filippon APM, Cordioli AV. Terapia cognitivo-comportamental no tratamento da dor crônica. In: Neto OA, Costa CMC, Siqueira JT, Teixeira MJ [eds.]. Dor: princípios e prática. São Paulo: Artmed; 2009.
41. Sande LA, Parizzoto NA, Castro CES. Síndrome dolorosa miofascial – artigo de revisão. Rev Bras Fisiot. 1999;4(1):1-9.
42. Fletcher RH. Epidemiologia clínica: bases científicas da conduta médica. 3. ed. Porto Alegre: Artes Médicas; 1996.
43. Wolfe TA, Bruusgaard D, Henriksson KG, Littjejohn G, Raspe H, Vaeroy H. Fibromyalgia and disability. Scan J Rheumatol. 1995;24:112-8.
44. Branco JC, Bannwarth B, Failde I, Abello Carbonell J, Blotman F, Spaeth M, et al. Prevalence of fibromyalgia: a survey in five european countries. Semin Arthritis Rheum. 2010;39(6):448-53.
45. Carmona L, Ballina J, Gabriel R, Laffon A. EPISER study Group. The burden of musculoesqueletal diseases in the general population of Spain: results from a national survey. Ann Rheum Dis. 2001;60:1040-5.
46. Haq AS, Darmawan J, Islam MN, Uddin Mz, Das BB, Rahman F, et al. Prevalence of rheumatic diseases and associated outcomes in rural and urban communities in Bangladesh: a COPCORD study. J Rheumatol. 2005;103:141-53.
47. Croft P, Rigby AS, Boswell R, Schollum J, Silman A. The prevalence of chronic widespread pain in general population. J Rheumatol. 1993;20:710-3.
48. Goldenberg D, Simms R, Geiger A, Komaroff A. A high frequency of fibromyalgia in patients with chronic fatigue seen in a primary care practice. Arthritis Rheum. 1990;33:381-7.
49. Senna ER, De Barros AL, Silva EO, Costa IF, Pereira LV, Ciconelli RM, et al. Prevelence of rheumatic diseases in Brazil: a study using the COPCORD approach. J Rheumatol. 2004;31:594-7.
50. Storzhenko ON, Lesniak OM, Macfarlane GJ, McBeth J. The prevalence of chronic generalized pain and its relationship to demographic characteristics and mental status. Klin Med (Mosk). 2004;82:48-52.
51. Lindell L, Bergman S, Peterson IF, Jacobson LTH, Herrstom P. Prevalence of fibromyalgia and chronic widespread pain. Scand J Prim Health Care. 2000;18:149-53.
52. Assumpção A, Cavalcante AB, Capela CE, Sauer JF, Chalot SD, Pereira CA, et al. Prevalence of fibromyalgia in a low socioeconomic status population. BMC Musculoskelet Disord. 2009;10:64.
53. Cavalcante AB, Sauer JF, Chalot SD, Assumpcao A, Lage LV, Matsutani LA, et al. A prevalência de fibromialgia: uma revisão de literatura. Rev Bras Reumatol. 2006;46:40-8.
54. Wolfe F, Cathey MA. Prevalence of primary and secondary fibrositis. J Rheumatol. 1983;10:965-8.
55. White KP, Speenchley M, Harth M, Ostbye T. Comparing self-reported function and work disability in 100 comunity cases of fibromyalgia syndrome versus controls in London, Ontario. Arthritis Rheum. 1999;42:76-83.
56. Forseth KØ, Gran T. The prevalence of fibromyalgia among women aged 20-49 years in Arendal, Norway. Scand J Rheumatol. 1992;21:261-3.
57. Schochat T, Rasp H. Elements of fibromyalgia in an open population. Rheumatology. 2003;42:829-35.
58. Cardiel MH, Rojas-Serrano J. Community based study to estimate prevalence, burden of illness and help seeking behavior in rheumatic diseases in Mexico City. A COPCORD study. Clin Exp Rheumatol. 2002;20:617-24.

59. Perrot S, Vicaut E, Servant D, Ravaud P. Prevalence of fibromyalgia in France: a multi-step study research combining national screening and clinical confirmation: The DEFI study (Determination of Epidemiology of FIbromyalgia). BMC Musculoskelet Disord. 2011;12:224.
60. Wolfe F, Brahler E, Hinz A, Hauser W. Fibromyalgia prevalence, somatic symptom reporting, and the dimensionality of polysymptomatic distress: results from a survey of the general population. Arthritis Care Res. 2013;65(5):777-85.
61. Nakamura I, Nishioka K, Usui C, Osada K, Ichibayashi H, Ishida M, et al. An epidemiologic internet survey of fibromyalgia and chronic pain in Japan. Arthritis Care Res. 2014;66:1093-101.

2
Avaliação fisioterapêutica

Amélia Pasqual Marques

O estabelecimento dos critérios de classificação da fibromialgia pelo Colégio Americano de Reumatologia (ACR) liderado por Wolfe, em 1990, representou um marco na pesquisa e nos cuidados dessa síndrome. Muitas discussões têm sido geradas em virtude de os critérios diagnósticos contarem primariamente com características subjetivas, como a própria dor. Quanto a isso, não há exames laboratoriais ou radiológicos que confirmem ou excluam o diagnóstico, pois os pacientes não apresentam alterações evidentes em órgãos ou sistemas, embora refiram elevados níveis de dor, fadiga, ansiedade e outros sintomas associados, o que é semelhante a outras doenças, mas sem uma fisiopatologia evidente, como a artrite reumatoide (Martinez et al., 1994).[1]

Em 2010, o ACR propôs critérios alternativos, que contemplam outros sintomas relevantes na síndrome além da dor e não necessitam do exame de *tender points*.[2,3] Os novos critérios de diagnóstico para fibromialgia do ACR consideram dois aspectos: Índice de Dor Generalizada (IDG) e Severidade dos Sintomas (SS). No IDG, soma-se o número de áreas em que o paciente refere dor na última semana, resultando em um escore que pode variar entre 0 e 19 pontos. A análise da SS é feita pela soma da gravidade dos três sintomas (fadiga, acordar cansado e sintomas cognitivos) com o valor correspondente ao número de sintomas somáticos presentes, resultando em um escore entre 0 e 12 pontos.

Além da utilização dos critérios classificatórios, entretanto, é importante que sejam utilizados outros instrumentos padronizados para se obter o histórico de pacientes, e esta deveria ser uma prática entre os profissionais da saúde que atendem fibromiálgicos, pois assim seriam obtidas informações e uma base de dados uniformizada e livre de distorções, evitando perguntas introduzidas pelo avaliador que poderiam interferir nas respostas. Ademais, esses questionários permitem comparar efeitos de tratamento com outras patologias; evolução do tratamento etc.

A avaliação fisioterapêutica envolve elementos propostos pelo guia para a prática fisioterapêutica (exame, avaliação, diagnóstico, prognóstico e intervenção e resultados) proposta pelo Physical Therapy (2001) e mostrada no diagrama a seguir.

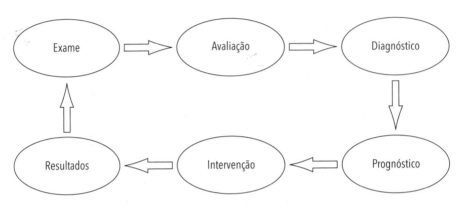

Figura 2.1 Avaliação fisioterapêutica.

A avaliação tem início com a história clínica ou anamnese e deve englobar os diferentes aspectos do cotidiano do paciente: dor nas diferentes horas do dia, hábitos de vida, fatores do dia a dia que levam à piora, melhora ou alívio da dor, locais de dor em ordem decrescente de intensidade ou incômodo, trabalho etc. Além disso, deve-se ter atenção aos medicamentos em uso, outros diagnósticos médicos associados, cirurgias prévias e algum evento que levou ao surgimento da dor, pois muitas vezes os pacientes omitem dados importantes que podem surgir ao longo do processo de avaliação ou ser agregados ao longo do tratamento.

Após a anamnese, é importante utilizar os instrumentos padronizados e descritos a seguir para que se tenha um diagnóstico amplo da extensão dos efeitos da síndrome nesses pacientes.

PRIMEIRO PASSO DA AVALIAÇÃO: VERIFIQUE SE A FIBROMIALGIA ESTÁ PRESENTE

Comece a avaliação aplicando os critérios diagnósticos de 2010 e, caso os resultados sejam positivos, continue a avaliação usando os demais instrumentos descritos a seguir.

CRITÉRIOS DE DIAGNÓSTICO DA FIBROMIALGIA (2010/2011)

Um paciente recebe o diagnóstico de fibromialgia se as duas condições abaixo são satisfeitas:
(1) Índice de dor generalizada ≥ 7 e escala de severidade dos sintomas ≥ 5 ou índice de dor generalizada entre 3-6 e escala de severidade dos sintomas ≥ 9.
(2) O paciente não possui uma doença que pode explicar a dor de outro modo.

Índice de Dor Generalizada (IDG) (0-19)
Indique com um X se sentiu dor ou fraqueza durante os últimos 7 dias em cada uma das áreas listadas abaixo. Certifique-se de marcar o lado esquerdo e o direito separadamente.

Ombro esquerdo	( )	Ombro direito	( )
Braço esquerdo	( )	Braço direito	( )
Antebraço e mão esquerda	( )	Antebraço e mão direita	( )
Quadril esquerdo	( )	Quadril direito	( )
Coxa esquerda	( )	Coxa direita	( )
Perna esquerda	( )	Perna direita	( )
Mandíbula esquerda	( )	Mandíbula direita	( )
Região peitoral	( )	Abdome	( )
Parte superior das costas	( )	Lombar	( )
Pescoço	( )		

Total: _____

Pontuação da escala de severidade dos sintomas (SS) (0-12)

I. Usando a escala abaixo, indique para cada item qual a gravidade do problema durante a última semana.

0: Nenhum problema.
1: Leve: problema leve ou às vezes presente ou quase nenhum problema.
2: Moderado: geralmente presente e/ou de nível médio; problema considerável.
3: Severo: problema sempre presente, contínuo, que atrapalha a rotina diária.

Fadiga (cansaço ao realizar atividades)	0	1	2	3
Acordar cansado	0	1	2	3
Dificuldade de pensamento ou memória	0	1	2	3

II. Durante os últimos 6 meses apresentou algum destes sintomas?

Dores de cabeça	Sim	Não
Dor ou cãibras no abdome	Sim	Não
Depressão	Sim	Não

Os sintomas listados nos itens I e II estiveram presentes nos últimos 3 meses?
☐ Sim ☐ Não

Verifique se o paciente possui estes sintomas somáticos (SS) nos últimos 6 meses:

Dor muscular	( )	Náuseas	( )	Úlceras orais	( )
Síndrome do intestino irritável	( )	Nervosismo	( )	Perda/mudança no paladar	( )
Fadiga/cansaço	( )	Dor no peito	( )	Convulsão	( )
Pensando/lembrando problemas	( )	Visão turva	( )	Olhos secos	( )
Fraqueza muscular	( )	Febre	( )	Falta de fôlego	( )
Dor de cabeça	( )	Diarreia	( )	Perda de apetite	( )
Dor/cólica abdominal	( )	Boca seca	( )	Erupção cutânea	( )
Dormência/formigamento	( )	Coceira	( )	Sensibilidade ao sol	( )
Tontura	( )	Respiração ofegante	( )	Dificuldades de audição	( )
Insônia	( )	Fenômeno de Raynaud	( )	Facilidade de contusão	( )
Depressão	( )	Urticária/equimoses	( )	Perda de cabelo	( )
Constipação	( )	Zumbido nos ouvidos	( )	Micção frequente	( )
Dor no abdome superior	( )	Vômitos	( )	Micção dolorosa	( )
		Azia	( )	Espasmos da bexiga	( )

AVALIAÇÃO DA DOR

A dor é o principal sintoma da fibromialgia, tanto difusa quanto específica, nos pontos dolorosos. Vários são os instrumentos utilizados para avaliá-la. A título de exemplo, podemos citar as Escalas e mapas de dor, Questionário McGill de dor, dolorimetria medida pelo algômetro e, ainda, a avaliação medida na escala do Questionário de Impacto da Fibromialgia (QIF).

Escalas de dor

As escalas de dor são utilizadas para avaliar sua intensidade. O paciente é instruído a marcar um ponto que indique a intensidade da dor sentida naquele momento ou a escolher palavras que a traduzam. Muitos estudos sobre fibromialgia têm usado as escalas para avaliar a eficácia do tratamento, discriminar fibromiálgicos de saudáveis etc.

Escala analógica visual da dor (VAS) – Revill et al., 1976[4] (Melzack e Katz, 1996).[5] Consiste de uma reta com 10 cm de comprimento desprovida de números, na qual há apenas a indicação, no extremo esquerdo, de "sem dor" e, no extremo direito, de "dor insuportável". Quanto maior for o escore, maior será a intensidade da dor.

| Sem dor | Dor insuportável |

Escala verbal de dor (Coghill e Gracely, 1996).[6] A dor é classificada em categorias. Solicita-se ao paciente que escolha a que melhor traduz a sua dor no momento.

- Nenhuma dor
- Dor leve
- Dor moderada
- Dor severa
- Dor insuportável

Escala numérica de dor (Coghill e Gracely, 1996).[6] Consiste de uma reta de 10 cm de comprimento com números de 0 a 10, na qual há apenas indicação, no extremo esquerdo, de "sem dor" e, no extremo direito, de "dor insuportável". Quanto maior for o escore, maior será a intensidade da dor.

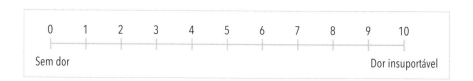

Mapa de dor (forma reduzida). Solicitar ao paciente que assinale, no mapa do corpo humano, as áreas em que sente dor (Figura 2.2). Esse registo pode ser feito em diferentes momentos do tratamento fisioterapêutico (Melzack, 1975).[7]

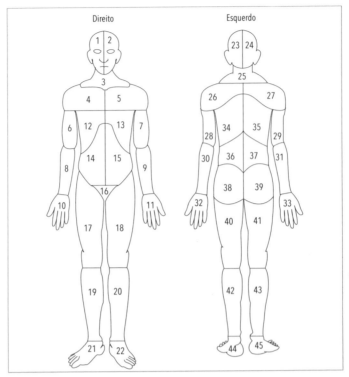

Figura 2.2 Mapa de dor. Assinale com X o(s) local(is) em que sente dor. Modificado de McBeth J, 2005.[8]

Questionário McGill de dor

Validado para a população brasileira por Varoli (2006),[9] o Questionário McGill de dor é um instrumento que considera a dor do ponto de vista tridimensional: sensorial-discriminativa; afetiva-motivacional; e avaliativa-cognitiva (Melzack e Wall, 1965).[10] Ele é usado para avaliar qualitativa e quantitativamente o relato das experiências de dor, sendo organizado em quatro categorias (sensorial, afetiva, avaliativa e mista) e vinte subcategorias, constituídas por 77 descritores (palavras que qualificam a dor). Cada descritor possui índices específicos, cujos valores podem variar em ordem crescente de 1 a 5 e estão apresentados nos resultados de forma subscrita. Pede-se para o paciente escolher uma palavra de cada subcategoria, havendo a opção de não escolher nenhuma. O índice de avaliação da dor (IAvD) é a soma dos valores agregados, e cada palavra escolhida em cada uma das dimensões é a pontuação máxima de cada categoria, considerando-se: sensorial = 41, afetiva = 14, avaliativa = 5, mista = 17, total = 77 (Figura 2.3).

QUESTIONÁRIO McGILL DE DOR

Nome _____ Data _____ Hora _____
Analgésico(s) _____ Dosagem _____ Hora de Adm. _____
Analgésico(s) _____ Dosagem _____ Hora de Adm. _____
Intervalo de Administração dos Analgésicos +4 +1 +2 +3
IAvD: S _____ Af _____ Av _____ M(S) _____ M(AfAv) _____ M(T) _____ PRI(T) _____
      (1-10)   (11-15)   (16)   (17-19)   (20)   (17-20)   (1-20)

1	Espasmódica	11	Cansativa	
	Tremor		Exaustiva	
	Pulsátil	12	Enjoativa	
	Latejante		Sufocante	
	Martelante	13	Amedrontadora	
2	Crescente		Apavorante	
	Repentina		Aterrorizante	
	Provocada	14	Castigante	
3	Picada		Debilitante	
	Agulhada		Cruel	
	Perfurante		Perversa	
	Punhalada		Mortal	
	Lancinante	15	Desgraçada	
4	Aguda		Enlouquecedora	
	Cortante	16	Incômoda	
	Dilacerante		Perturbadora	
5	Beliscante		Desconforto	
	Pressionante		Intensa	
	Pinçante		Insuportável	
	Cãibra	17	Difusa	
	Esmagamento		Irradiante	
6	Fisgada		Penetrante	
	Puxão		Que transpassa	
	Distensão	18	Aperto	
7	Quente		Dormente	
	Queimação		Estirante	
	Escaldante		Esmagadora	
	Queimadura		Demolidora	
8	Formigamento	19	Fresca	
	Coceira		Fria	
	Ardência		Congelante	
	Ferroada	20	Importunante	
9	Insensibilidade		Nauseante	
	Sensibilidade		Angustiante	
	Que machuca		Desagradável	
	Dolorida		Torturante	
	Forte		IAD	
10	Suave	0	Sem dor	
	Tensão	1	Leve	
	Esfolante	2	Desconfortante	
	Rompimento	3	Angustiante	
		4	Horrível	
		5	Excruciante	

Intensidade atual de dor (IAD) _____
Comentários:

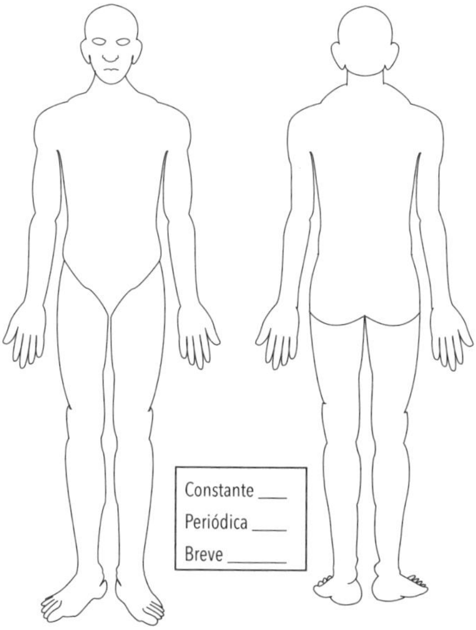

Constante ____
Periódica ____
Breve ____

Sintomas que acompanham:	Sono:	Ingestão de alimentos:
Náusea	Bom	Boa
Dor de cabeça	Descontínuo	Alguma
Tontura	Insônia	Pouca
Constipação	Comentários:	Nenhuma
Diarreia		Comentários:
Comentários:	Atividades:	Comentários:
	Boa	
	Alguma	
	Pouca	
	Nenhuma	

Figura 2.3   Questionário McGill de dor.

DOLORIMETRIA

A dolorimetria é a forma utilizada para avaliar o limiar de dor dos 18 *tender points* (Wolfe et al., 1990; Okifuji et al., 1997)[11,12] realizada com dolorímetro, sendo o modelo Fischer (PTM-10 kg) o mais utilizado (Fischer, 1987).[13]

O dolorímetro é um aparelho que avalia o limiar de sensibilidade dolorosa à pressão, possuindo uma extremidade que é pressionada de forma perpendicular à superfície da pele e um manômetro que registra essa pressão.

Em nossos trabalhos, consideram-se resultados positivos quando os valores estão abaixo de 2,6 kg/cm², limite que equivale ao de 4,0 kg/cm² descrito nos estudos de Wolfe et al. (1990).[11] Quando estes definiram o limite de 4,0 kg/cm², haviam utilizado um dolorímetro com ponta de 1,54 cm de diâmetro. O utilizado em nossos estudos tem apenas 1,0 cm; por uma simples regra de três, chega-se ao valor de 2,6 kg/cm², correspondente ao de Wolfe. Assim, os *tender points* positivos são aqueles em que o sujeito sente dor com pressão inferior a 2,6 kg/cm² – tratando-se então de um possível fibromiálgico (Marques, 2005).[14]

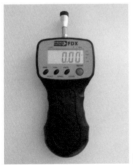

Figura 2.4 Dolorímetro modelo Fischer.

A dolorimetria do limiar de dor dos *tender points* deve ser realizada de acordo com os critérios de classificação da fibromialgia do ACR (Wolfe et al., 1990),[11] seguindo o procedimento a seguir:

- Explicar ao paciente sobre o procedimento de avaliação.
  - Sentar o paciente em uma cadeira, tendo os pés apoiados no chão e as mãos no colo. Em seguida demarcar com lápis dermatográfico e avaliar os *tender points*: occipital, cervical baixa anterior, trapézio, supraespinhoso, segunda articulação costocondral, epicôndilo lateral e borda medial do joelho.
  - Na posição ortostática, demarcar com lápis dermatográfico e avaliar os *tender points* de glúteo e trocanter maior.

- Na avaliação do limiar de dor dos *tender points*, aplicar uma pressão perpendicular à superfície da pele e aumentar gradativamente a cada 0,1 kg até o momento em que o paciente refira dor.

ROTEIRO PARA AVALIAÇÃO DOS *TENDER POINTS**

1. Occipital (Figura 2.5)
Paciente: sentado com a cabeça fletida a ± 30°.
Examinador: atrás do paciente.
Procedimento: localize a linha média do pescoço, mova os dedos em direção cranial até o sulco nucal e meça um dedo lateralmente.
Marque o *tender point*.

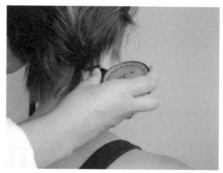

Figura 2.5

2. Cervical baixa anterior (C5-C7) (Figura 2.6)
Paciente: sentado com a cabeça em posição neutra.
Examinador: ao lado do paciente.
Procedimento: localize a 1ª costela lateralmente no pescoço e meça 2 dedos acima, em direção ao processo mastóideo. Marque o *tender point*. Outra forma é encontrar a cartilagem cricóidea (C6), projetá-la até a lateral do pescoço encontrando a linha traçada na direção do processo mastóideo.

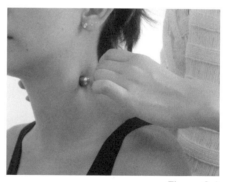

Figura 2.6

3. Trapézio (Figura 2.7)
Paciente: sentado com a cabeça em posição neutra.
Examinador: atrás do paciente.
Procedimento: localize o ponto médio das fibras superiores do trapézio. Marque o *tender point*.

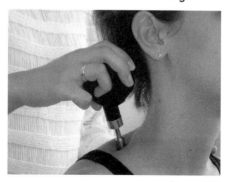

Figura 2.7

---

*   Observação: não pressione superfícies ósseas.

4. Supraespinhoso (Figura 2.8)
Paciente: sentado com a cabeça em posição neutra.
Examinador: atrás do paciente.
Procedimento: localize a espinha da escápula próximo ao ângulo superior. Mova o dedo acima da espinha perto da borda medial da escápula. Marque o *tender point*.

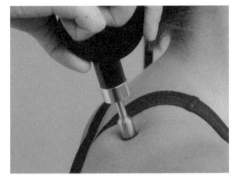

Figura 2.8

5. II articulação costocondral
(Figura 2.9)
Paciente: sentado.
Examinador: em frente ao paciente.
Procedimento: localize o ângulo esternal (origem da 2ª costela), meça um dedo lateralmente ao esterno e mova o dedo à superfície superior da costela. Marque o *tender point*.

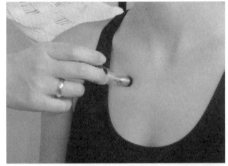

Figura 2.9

6. Epicôndilo lateral (Figura 2.10)
Paciente: sentado com as mãos sobre a coxa.
Examinador: ao lado do paciente.
Procedimento: localize o epicôndilo lateral e meça 2 dedos distalmente na direção do rádio. Marque o *tender point*.

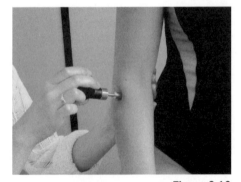

Figura 2.10

7. Glúteo (Figura 2.11)
Paciente: sentado ou em pé.
Examinador: atrás e ao lado do paciente.
Procedimento:
Obs.: para localizar o *tender point* direito, utilize a mão direita e, para o *tender point* esquerdo, utilize a mão esquerda.
Posicione a mão na crista ilíaca de forma que o dedo indicador seja posicionado na linha axilar e, deste modo, ficando o dedo polegar sob o glúteo médio. Marque o *tender point*.
Outra forma é dividir o glúteo em quatro quadrantes; o *tender point* está localizado no meio do quadrante lateral superior.

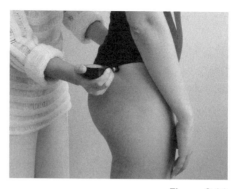

Figura 2.11

8. Trocanter maior (Figura 2.12)
Paciente: em decúbito lateral com os quadris fletidos a ± 50° e os joelhos fletidos a ± 90° ou em pé.
Examinador: atrás do paciente.
Procedimento: tanto em decúbito lateral quanto em pé, localize o trocanter maior do fêmur e mova o dedo na depressão posteriormente ao trocanter. Marque o *tender point*.

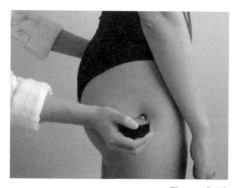

Figura 2.12

9. Borda medial do joelho
(Figura 2.13)
Paciente: em decúbito dorsal com os membros inferiores um pouco afastados ou sentado com os pés apoiados.
Examinador: ao lado do paciente quando o exame é deitado, ou à frente do paciente quando o exame é sentado.
Procedimento: localize a linha interarticular e o côndilo femoral medial. Mova o dedo acima do côndilo na direção do púbis. Marque o *tender point*. Este ponto encontra--se sobre o coxim gorduroso acima do joelho.

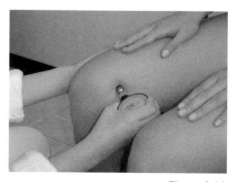

Figura 2.13

AVALIAÇÃO DA QUALIDADE DE VIDA

Qualidade de vida foi definida pelo Grupo de Qualidade de Vida da Organização Mundial da Saúde (OMS) como "a percepção do indivíduo de sua posição na vida, no contexto da cultura e sistema de valores nos quais ele vive e em relação aos seus objetivos, expectativas, padrões e preocupações". Esse conceito aborda amplas dimensões incluindo o bem-estar físico, mental e social, mas principalmente sua relação com o ambiente em que vive.

Nas últimas décadas, em parte por causa da queda da mortalidade e do aumento da expectativa de vida, tem-se que, em vez de processos agudos que "se resolvem" rapidamente pela cura ou óbito, tornam-se predominantes as doenças crônicas e suas complicações, que implicam aumento da utilização dos serviços de saúde (Chaimowicz, 1997).[15]

A utilização de instrumentos ou questionários de avaliação da qualidade de vida tem sido reconhecida como uma importante área do conhecimento científico no campo da saúde. Na prática clínica, eles podem identificar as necessidades dos pacientes e avaliar a efetividade da intervenção. Em experimentos clínicos controlados, servem como instrumento de medida dos resultados e como importante componente de análise custo-utilidade do tratamento (Carr et al., 1996).[16]

Os questionários de avaliação da qualidade de vida podem ser específicos ou genéricos. Os específicos são capazes de avaliar, de forma particular, determinados aspectos da qualidade de vida próprios de uma população com uma determinada doença. O QIF, desenvolvido por Burckhardt et al. (1991)[17] e validado para a população brasileira por Marques (2006),[18] tem sido utilizado especificamente para avaliar os pacientes com fibromialgia. Já os questionários genéricos foram desenvolvidos com o objetivo de estudar a qualidade de vida de pessoas com mais de uma condição ou de refletir o impacto de uma doença sobre a vida de pacientes em diversas populações; exemplificando, há o Medical Outcomes Study 36-item Short-Form Health Survey (SF-36), desenvolvido por Ware e Sherborne (1992)[19] e validado para a língua portuguesa por Ciconelli (1999).[20]

Esses questionários têm em comum a subjetividade, ou seja, partem do pressuposto de que somente a pessoa envolvida pode julgar sua qualidade de vida e, assim, sua avaliação depende do relato individual, retomando-se, desse modo, o conceito de qualidade de vida relacionado à saúde referido pela OMS.

QUESTIONÁRIO DE IMPACTO DA FIBROMIALGIA (QIF)

O QIF avalia nove domínios de pessoas com fibromialgia: função física, dificuldades profissionais, bem-estar, dor, fadiga, rigidez matinal, distúrbios do sono, ansiedade e depressão. É composto por dez itens, dos quais o primeiro contém dez questões relacionados à funcionalidade, sendo que cada questão é avaliada por uma escala de Likert de 4 pontos. Nos itens 2 e 3, o paciente aponta o número de dias em que se sentiu bem e em que foi incapaz de trabalhar por causa da fibromialgia. Os itens 4 a 10 são compostos por escalas visuais analógicas cujos valores vão de 0 a 10 e avaliam a dificuldade para trabalhar, dor, fadiga, cansaço matinal, rigidez, ansiedade e depressão. O escore total do QIF será obtido pela somatória dos itens, podendo variar de 0 a 100. Valores mais altos indicam maior impacto da fibromialgia sobre a qualidade de vida.[17] Pode-se categorizar o escore total do QIF em: comprometimento leve (0 a 38), moderado (39 a 58) e grave (59 a 100).[21]

O questionário é pontuado da seguinte forma:

- As dez questões do primeiro item são pontuadas e somadas para gerar um escore de incapacidade física. Cada questão é avaliada em uma escala que pode variar de 0 (sempre) a 3 (nunca). Se alguma questão não se aplicar ao paciente, deve ser excluída. O escore bruto é obtido pela soma da pontuação de cada questão, e seu valor máximo é 30.
- O escore bruto do item 2 pode variar de 0 a 7 e é obtido pela inversão do valor marcado, ou seja, 0 = 7, 1 = 6, 2 = 5, 3 = 4, 4 = 3, 5 = 2, 6 = 1 e 7 = 0.
- O escore bruto do item 3 pode variar de 0 a 7 e é obtido diretamente pelo valor marcado.
- Os escores dos itens 4 a 10 podem variar de 0 a 10.
- Os itens 1 a 3 são submetidos a um procedimento de normalização, por meio de uma regra de três simples, para que todos os escores sejam expressos na mesma escala que varia de 0 a 10, sendo que 0 indica nenhuma deficiência e 10 indica comprometimento máximo (21).

Orientação para aplicação: o QIF pode ser dado ao paciente para que ele o preencha e, nos casos em que haja dificuldade de leitura, o terapeuta deve lentamente realizar a leitura e aguardar que o paciente responda às perguntas. Nos itens que correspondem a uma escala analógica, pedir para que o paciente assinale na reta a intensidade do seu sintoma.

QUESTIONÁRIO DE IMPACTO DA FIBROMIALGIA (QIF)

ANOS DE ESTUDO

1. Com que frequência você consegue:	Sempre	Quase sempre	De vez em quando	Nunca
a) Fazer compras	0	1	2	3
b) Lavar roupa	0	1	2	3
c) Cozinhar	0	1	2	3
d) Lavar louça	0	1	2	3
e) Limpar a casa (varrer, passar pano etc.)	0	1	2	3
f) Arrumar a cama	0	1	2	3
g) Andar vários quarteirões	0	1	2	3
h) Visitar parentes ou amigos	0	1	2	3
i) Cuidar do quintal ou jardim	0	1	2	3
j) Dirigir carro ou andar de ônibus	0	1	2	3

NOS ÚLTIMOS SETE DIAS

2. Nos últimos sete dias, em quantos dias você se sentiu bem?

0   1   2   3   4   5   6   7

3. Por causa da fibromialgia, quantos dias você faltou ao trabalho (ou deixou de trabalhar, se você trabalha em casa)?

0   1   2   3   4   5   6   7

4. Quanto a fibromialgia interferiu na capacidade de fazer seu serviço:

Não interferiu ———————————————————————— Atrapalhou muito

5. Quanta dor você sentiu?

Nenhuma ———————————————————————— Muita dor

6. Você sentiu cansaço?

Não ———————————————————————— Sim, muito

7. Como você se sentiu ao se levantar de manhã?

Levantei-me descansado(a) ———————————————————————— Levantei-me muito cansado(a)

8. Você sentiu rigidez (ou o corpo travado)?

Não ———————————————————————— Sim, muita

9. Você se sentiu nervoso(a) ou ansioso(a)?

Não, nem um pouco ———————————————————————— Sim, muito

10. Você se sentiu deprimido(a) ou desanimado(a)?

Não, nem um pouco ———————————————————————— Sim, muito

QUESTIONÁRIO SF-36 (OUTCOMES STUDY 36-ITEM SHORT-FORM HEALTH SURVEY)

O SF-36 desenvolvido por Ware e Sherborne (1992)[19] e validado para a língua portuguesa por Ciconelli (1999)[20] é um instrumento genérico de avaliação de qualidade de vida. Este questionário consiste de 36 itens, englobados em oito componentes: capacidade funcional (10 itens), aspectos físicos (4 itens), dor (2 itens), estado geral de saúde (5 itens), vitalidade (4 itens), aspectos sociais (2 itens), aspectos emocionais (3 itens), saúde mental (5 itens) e mais uma questão de avaliação comparativa entre as condições de saúde atual e a de um ano atrás. Cada componente varia de zero a cem, sendo zero o pior escore e cem o melhor.

Orientação para aplicação: o SF-36 pode ser dado ao paciente para que ele o preencha e, nos casos em que apresente dificuldade de leitura, o terapeuta deve realizar a leitura lentamente e aguardar que o paciente responda às perguntas.

Instruções: esta pesquisa questiona sobre sua saúde. Estas informações nos manterão informados de como se sente e quão bem você é capaz de fazer atividades de vida diária. Responda cada questão marcando a resposta como indicado. Caso esteja inseguro em como responder, por favor, tente fazer o melhor que puder.

MEDICAL OUTCOMES STUDY 36-ITEM SHORT-FORM HEALTH SURVEY (SF-36)

1. Em geral, você diria que sua saúde é: (circule uma)

Excelente	1	Ruim	4
Muito boa	2	Muito ruim	5
Boa	3		

2. **Comparada há um ano atrás**, como você classificaria sua saúde em geral, **agora**? (circule uma)

Muito melhor agora do que há um ano atrás 1   Um pouco pior agora do que há um ano atrás 4
Um pouco melhor agora do que há um ano atrás ..2   Muito pior agora do que há um ano atrás 5
Quase a mesma coisa do que há um ano atrás 3

3. Os seguintes itens são sobre atividades que você poderia fazer atualmente durante um dia comum. **Por conta de sua saúde**, você tem dificuldades para fazer essas atividades? Neste caso, quanto? (circule um número em cada linha)

Atividades	Sim. Dificulta muito	Sim. Dificulta pouco	Não. Não dificulta de modo algum
A) **Atividades vigorosas**, que exigem muito esforço, tais como correr, levantar objetos pesados, participar de esportes árduos	1	2	3
B) **Atividades moderadas**, tais como mover uma mesa, passar aspirador de pó, jogar bola, varrer a casa	1	2	3
C) **Levantar** ou **carregar** mantimentos	1	2	3
D) Subir **vários lances** de escada	1	2	3
E) Subir **um lance** de escadas	1	2	3
F) Curvar-se, ajoelhar-se ou dobrar-se	1	2	3
G) Andar **mais de 1 km**	1	2	3
H) Andar **vários quarteirões**	1	2	3
I) Andar **um** quarteirão	1	2	3
J) Tomar banho ou vestir-se	1	2	3

4. Durante as **últimas 4 semanas** você teve algum dos seguintes problemas com o seu trabalho ou com alguma atividade diária regular, **como consequência de sua saúde física**? (circule um número em cada linha)

	Sim	Não
A) Você diminuiu a **quantidade de tempo** que dedicava a seu trabalho ou outras atividades?	1	2
B) Realizou **menos tarefas** do que gostaria?	1	2
C) Esteve **limitado** no seu tipo de trabalho ou em outras atividades?	1	2
D) Teve **dificuldade** para fazer seu trabalho ou outras atividades (p. ex.: necessitou de um esforço extra)?	1	2

5. Durante as **últimas 4 semanas**, você teve algum dos seguintes problemas com seu trabalho ou com outra atividade regular diária, **como consequência de algum problema emocional** (como sentir-se deprimido ou ansioso)? (circule um número em cada linha)

	Sim	Não
A) Você diminuiu a **quantidade de tempo** que se dedicava a seu trabalho ou outras atividades?	1	2
B) Realizou **menos tarefas** do que gostaria?	1	2
C) Não trabalhou ou não fez qualquer das atividades com tanto **cuidado** como geralmente faz?	1	2

6. Durante as últimas 4 semanas, de que maneira sua saúde física ou problemas emocionais interferem nas suas atividades sociais normais, em relação à família, aos vizinhos, aos amigos ou a um grupo? (circule uma)

De forma nenhuma....1
Ligeiramente...............2
Moderamente..............3
Bastante......................4
Extremamente............5

7. Quanta **dor no corpo** você teve durante as **últimas 4 semanas**? (circule uma)

Nenhuma 1
Muito leve 2
Leve 3
Moderada............4
Grave 5
Muito grave 6

8. Durante as **últimas 4 semanas**, quanto a dor interferiu no seu trabalho normal (incluindo tanto o trabalho fora como dentro de casa)? (circule uma)

De maneira alguma....1
Um pouco...................2
Moderadamente.........3
Bastante......................4
Extremamente............5

9. Estas questões são sobre como você se sente e como tudo tem acontecido com você durante as **últimas 4 semanas**. Para cada questão, por favor dê uma resposta que mais se aproxime da maneira como você se sente. (circule um número para cada linha)

	Todo o tempo	A maior parte do tempo	Uma boa parte do tempo	Alguma parte do tempo	Uma pequena parte do tempo	Nunca
A) Quanto tempo você tem se sentido cheio de vigor, cheio de vontade, cheio de força?	1	2	3	4	5	6
B) Quanto tempo você tem se sentido uma pessoa muito nervosa?	1	2	3	4	5	6
C) Quanto tempo você tem se sentido tão deprimido que nada pode animá-lo?	1	2	3	4	5	6

	Todo o tempo	A maior parte do tempo	Uma boa parte do tempo	Alguma parte do tempo	Uma pequena parte do tempo	Nunca
D) Quanto tempo você tem se sentido calmo ou tranquilo?	1	2	3	4	5	6
E) Quanto tempo você tem se sentido com muita energia?	1	2	3	4	5	6
F) Quanto tempo você tem se sentido desanimado e abatido?	1	2	3	4	5	6
G) Quanto tempo você tem se sentido esgotado?	1	2	3	4	5	6
H) Quanto tempo você tem se sentido uma pessoa feliz?	1	2	3	4	5	6
I) Quanto tempo você tem se sentido cansado?	1	2	3	4	5	6

10. Durante as últimas **4 semanas**, quanto do seu tempo a sua **saúde física ou problemas emocionais** interferiram em suas atividades sociais (como visitar amigos, parentes etc.)? (circule uma)

Todo o tempo... 1
A maior parte do tempo... 2
Alguma parte do tempo.. 3
Uma pequena parte do tempo................................... 4
Nenhuma parte do tempo... 5

11. O quanto **verdadeira** ou **falsa** é cada uma das afirmações para você?

	Definitivamente verdadeiro	A maioria das vezes verdadeiro	Não sei	A maioria das vezes falsa	Definitivamente falsa
A) Eu costumo adoecer um pouco mais facilmente que as outras pessoas	1	2	3	4	5
B) Eu sou tão saudável quanto qualquer pessoa que eu conheço	1	2	3	4	5
C) Eu acho que a minha saúde vai piorar	1	2	3	4	5
D) Minha saúde é excelente	1	2	3	4	5

ORIENTAÇÕES PARA PONTUAÇÃO DO SF-36

Questão	Pontuação
1	1 ≥ 5 2 ≥ 4,4 3 ≥ 3,4 4 ≥ 2 5 ≥ 1
2	Soma normal
3	Soma normal
4	Soma normal
5	Soma normal
6	1 ≥ 5 2 ≥ 4 3 ≥ 3 4 ≥ 2 5 ≥ 1
7	1 ≥ 6 2 ≥ 5,4 3 ≥ 4,2 4 ≥ 3,1 5 ≥ 2,2 6 ≥ 1
8	Se 8 ≥ 1 e 7 ≥ 1 → 6 1 ≥ 6,0 Se 8 ≥ 1 e 7 ≥ 2 a 6 →5 2 ≥ 4,75 Se 8 ≥ 2 e 7 ≥ 2 a 6 →4 3 ≥ 3,75 Se a questão 7 não Se 8 ≥ 3 e 7 ≥ 2 a 6 →3 4 ≥ 2,25 for respondida Se 8 ≥ 4 e 7 ≥ 2 a 6 →2 5 ≥ 1,0 Se 8 ≥ 5 e 7 ≥ 2 a 6 →1
9	A, D, E, H = valores contrários (1 = 6; 2 = 5; 3 = 4; 4 = 3; 5 = 2; 6 = 1) Vitalidade = A + E + G + I Saúde mental = B + C + D + F + H
10	Soma normal
11	Soma de: A + C (valores normais) B + D (valores contrários: 1 = 5; 2 = 4; 3 = 3; 4 = 2; 5 = 1)

Item	Questão	Limites	Score range (variação)
Capacidade funcional	3	10, 30	20
Aspecto físico	4	4, 8	4
Dor	7 + 8	2, 12	10
Estado geral de saúde	1 + 11	5, 25	20
Vitalidade	9 A, E, G, I	4, 24	20
Aspectos sociais	6 + 10	2, 10	8
Aspecto emocional	5	3, 6	3
Saúde mental	9 B, C, D, F, H	5, 30	25

Row scale:

Ex.: Item = $\dfrac{[\text{Valor obtido} - \text{Valor mais baixo}]}{\text{Variação}} \times 100$

Ex.: Capacidade funcional = 21 $\dfrac{21 - 10}{20} \times 100 = 55$
Valor mais baixo = 10
Variação = 20

Dados perdidos: se responder a mais de 50% = substituir pela média
0 = pior escore; 100 = melhor escore

WORLD HEALTH ORGANIZATION QUALITY OF LIFE GROUP (WHOQOL)

Contendo cem questões (WHOQOL-100), o **World Health Organization Quality of Life Group (WHOQOL)** foi desenvolvido para avaliar a qualidade de vida (The WHOQOL Group, 1994).[22] O desenvolvimento do WHOQOL-100 seguiu metodologia descrita em outras publicações envolvendo a participação de vários países, representando diferentes culturas. Também foi desenvolvida uma versão brasileira (Fleck, 1999).[23]

Porém, a necessidade de instrumentos curtos que demandem pouco tempo para seu preenchimento, mas com características psicométricas satisfatórias, fez com que o Grupo de Qualidade de Vida da OMS desenvolvesse uma versão abreviada do WHOQOL-100, o WHOQOL-BREF (The WHOQOL Group, 1998).[24]

O módulo WHOQOL-BREF é constituído de 26 perguntas (sendo as duas primeiras sobre a qualidade de vida geral), e as respostas seguem uma escala de Likert (de 1 a 5, sendo que, quanto maior a pontuação, melhor a qualidade de vida). Fora as questões 1 e 2, o instrumento tem 24 facetas que compõem quatro domínios: físico, psicológico, relações sociais e meio ambiente.

Instruções para o preenchimento do WHOQOL

Por favor, responda a todas as questões. Se você não tem certeza sobre que resposta dar em uma questão, escolha entre as alternativas a que lhe parece mais apropriada. Esta, muitas vezes, poderá ser sua primeira escolha. Tenha em mente seus valores, aspirações, prazeres e preocupações. Estamos perguntando o que você acha de sua vida, tomando como referência as duas últimas semanas. Por exemplo, pensando nas últimas duas semanas, uma questão poderia ser:

WHOQOL-BREF

	Nada	Muito pouco	Médio	Muito	Completamente
Você recebe dos outros o apoio de que necessitava?	1	2	3	4	5

Você deve circular o número que melhor corresponde ao quanto recebe dos outros o apoio de que necessita nestas últimas duas semanas. Portanto, deve circular o número 4 se você recebeu "muito" apoio como a seguir.

Por favor, leia cada questão, veja o que acha e circule o número que lhe parece a melhor resposta.

	Muito ruim	Ruim	Nem ruim nem boa	Boa	Completamente
1. Como você avaliaria sua qualidade de vida?	1	2	3	4	5

	Muito insatisfeito	Insatisfeito	Nem satisfeito nem insatisfeito	Satisfeito	Muito satisfeito
2. Quão satisfeito(a) você está com a sua saúde?	1	2	3	4	5

As questões seguintes são sobre **o quanto** você tem sentido algumas coisas nas últimas semanas:

		Nada	Muito pouco	Mais ou menos	Bastante	Extremamente
3.	Em que medida você acha que sua dor (física) o impede de fazer o que precisa?	1	2	3	4	5
4.	O quanto você precisa de algum tratamento médico para levar sua vida diária?	1	2	3	4	5
5.	O quanto você aproveita a vida?	1	2	3	4	5
6.	Em que medida você acha que a sua vida tem sentido?	1	2	3	4	5
7.	O quanto você consegue se concentrar?	1	2	3	4	5
8.	Quão seguro(a) você se sente em sua vida diária?	1	2	3	4	5
9.	Quão saudável é o seu ambiente físico (clima, barulho, poluição, atrativos)?	1	2	3	4	5

As questões seguintes perguntam sobre **quão completamente** você tem se sentido ou é capaz de fazer certas coisas nas últimas duas semanas.

		Nada	Muito pouco	Médio	Muito	Completamente
10.	Você tem energia suficiente para seu dia a dia?	1	2	3	4	5
11.	Você é capaz de aceitar sua aparência física?	1	2	3	4	5
12.	Você tem dinheiro suficiente para satisfazer suas necessidades?	1	2	3	4	5
13.	Quão disponíveis para você estão as informações de que precisa no seu dia a dia?	1	2	3	4	5
14.	Em que medida você tem oportunidades de atividade de lazer?	1	2	3	4	5

As questões seguintes perguntam sobre **quão bem ou satisfeito** você se sentiu a respeito de vários aspectos de sua vida nas últimas duas semanas.

		Muito ruim	Ruim	Nem ruim nem boa	Bom	Muito bom
15.	Quão bem você é capaz de se locomover?	1	2	3	4	5

		Muito satisfeito	Insatisfeito	Nem satisfeito nem insatisfeito	Satisfeito	Muito satisfeito
16.	Quão satisfeito(a) você está com o seu sono?	1	2	3	4	5
17.	Quão satisfeito(a) você está com sua capacidade de desempenhar as atividades do seu dia a dia?	1	2	3	4	5
18.	Quão satifeito(a) você está com sua capacidade para o trabalho?	1	2	3	4	5
19.	Quão satisfeito(a) você está consigo mesmo?	1	2	3	4	5

20.	Quão satisfeito(a) você está com suas relações pessoais (amigos, parentes, conhecidos, colegas)?	1	2	3	4	5
21.	Quão satisfeito(a) você está com sua vida sexual?	1	2	3	4	5
22.	Quão satisfeito(a) você está com o apoio que recebe de seus amigos?	1	2	3	4	5
23.	Quão satisfeito(a) você está com as condições do local onde mora?	1	2	3	4	5
24.	Quão satisfeito(a) você está com o seu acesso aos serviços de saúde?	1	2	3	4	5
25.	Quão satisfeito(a) você está com o seu meio de transporte?	1	2	3	4	5

As questões seguintes referem-se à **frequência com que** você sentiu ou experimentou certas coisas nas últimas duas semanas.

		Nunca	Algumas vezes	Frequentemente	Muito frequentemente	Sempre
26.	Com que frequência você tem sentimentos negativos como mau humor, desespero, ansiedade, depressão?	1	2	3	4	5

Alguém lhe ajudou a preencher este questionário? _____
Quanto tempo você levou para preencher este questionário? _____
Você tem algum comentário sobre este questionário? _____

AVALIAÇÃO DO SONO

Distúrbios do sono, tais como dormir mal, sono não restaurador e cansaço, podem contribuir para uma má qualidade de vida. O sono não restaurador ocorre em 76 a 90% dos pacientes com fibromialgia, comparado com 10 a 30% em sujeitos normais. Estudos mostram que os distúrbios do sono por si só produzem um aumento na dor e na rigidez, particularmente em condições musculoesqueléticas dolorosas (Rozenblatt et al., 2001).[25] O sono não restaurador também é um forte discriminante nessa síndrome, como mostra o estudo de Lario et al. (1996).[26]

A qualidade do sono, considerada prejudicada nos pacientes fibromiálgicos pelo ACR (1990), pode ser mensurada pelo Índice de Qualidade de Sono de Pittsburgh, desenvolvido por Buysse (1989),[3] com versão validada para a população brasileira por Bertolazi (2011),[27] e avaliando a qualidade do sono no último mês. Esse instrumento consiste de 19 questões agrupadas em sete componentes:

1. Qualidade subjetiva do sono.
2. Latência para o sono.
3. Duração do sono.
4. Eficiência habitual do sono.
5. Transtornos do sono.
6. Uso de medicamentos para dormir.
7. Disfunção diurna.

A pontuação de cada componente pode variar de 0 a 3, e o somatório da pontuação dos diversos componentes produz um escore global, que pode variar de 0 a 21. Valores maiores que 5 indicam má qualidade e distúrbios do sono, e iguais ou menores que 5, boa qualidade de sono.

ÍNDICE DE QUALIDADE DE SONO DE PITTSBURGH

As seguintes perguntas são relativas aos seus hábitos usuais de sono durante o último mês somente. Suas respostas devem indicar a lembrança mais exata da maioria dos dias e noites no último mês. Por favor, responda a todas as perguntas.

1. Durante o último mês, quando você geralmente foi para a cama à noite?

   Horário usual de deitar:

2. Durante o último mês, quanto tempo (em minutos) você geralmente levou para dormir à noite?

   Número de minutos:

3. Durante o último mês, quando você geralmente levantou de manhã?

   Horário usual de levantar:

4. Durante o último mês, quantas horas de sono você teve por noite? (Este pode ser diferente do número de horas que você ficou na cama)

   Horas de sono por noite:

Para cada uma das questões restantes, marque a melhor (uma) resposta. Por favor, responda a todas as questões.

5. Durante o último mês, com que frequência você teve dificuldade de dormir porque você:

   (a) Não conseguiu adormecer em até 30 minutos

   ( ) Nenhuma no último mês   ( ) Menos de 1 vez por semana
   ( ) 1 ou 2 vezes por semana   ( ) 3 ou mais vezes por semana

   (b) Acordou no meio da noite ou de manhã cedo

   ( ) Nenhuma no último mês   ( ) Menos de 1 vez por semana
   ( ) 1 ou 2 vezes por semana   ( ) 3 ou mais vezes por semana

   (c) Precisou levantar para ir ao banheiro

   ( ) Nenhuma no último mês   ( ) Menos de 1 vez por semana
   ( ) 1 ou 2 vezes por semana   ( ) 3 ou mais vezes por semana

   (d) Não conseguiu respirar confortavelmente

   ( ) Nenhuma no último mês   ( ) Menos de 1 vez por semana
   ( ) 1 ou 2 vezes por semana   ( ) 3 ou mais vezes por semana

   (e) Tossiu ou roncou forte

   ( ) Nenhuma no último mês   ( ) Menos de 1 vez por semana
   ( ) 1 ou 2 vezes por semana   ( ) 3 ou mais vezes por semana

   (f) Sentiu muito frio

   ( ) Nenhuma no último mês   ( ) Menos de 1 vez por semana
   ( ) 1 ou 2 vezes por semana   ( ) 3 ou mais vezes por semana

   (g) Sentiu muito calor

   ( ) Nenhuma no último mês   ( ) Menos de 1 vez por semana
   ( ) 1 ou 2 vezes por semana   ( ) 3 ou mais vezes por semana

(h) Teve sonhos ruins
   ( ) Nenhuma no último mês   ( ) Menos de 1 vez por semana
   ( ) 1 ou 2 vezes por semana   ( ) 3 ou mais vezes por semana

(i) Teve dor
   ( ) Nenhuma no último mês   ( ) Menos de 1 vez por semana
   ( ) 1 ou 2 vezes por semana   ( ) 3 ou mais vezes por semana

(j) Outra(s) razão(ões), por favor, descreva:

Com que frequência, durante o último mês, você teve dificuldade para dormir por esse motivo?
   ( ) Nenhuma no último mês   ( ) Menos de 1 vez por semana
   ( ) 1 ou 2 vezes por semana   ( ) 3 ou mais vezes por semana

6. Durante o último mês, como você classificaria a qualidade do seu sono de uma maneira geral?
   ( ) Muito boa   ( ) Boa
   ( ) Ruim   ( ) Muito ruim

7. Durante o último mês, com que frequência você tomou medicamento (prescrito ou "por conta própria") para lhe ajudar a dormir?
   ( ) Nenhuma vez   ( ) Menos de 1 vez por semana
   ( ) 1 ou 2 vezes por semana   ( ) 3 ou mais vezes por semana

8. No último mês, com que frequência você teve dificuldade de ficar acordado enquanto dirigia, comia ou participava de uma atividade social (festa, reunião de amigos, trabalho, estudo)?
   ( ) Nenhuma vez   ( ) Menos de 1 vez por semana
   ( ) 1 ou 2 vezes por semana   ( ) 3 ou mais vezes por semana

9. Durante o último mês, quão problemático foi para você manter o entusiasmo (ânimo) para fazer as coisas (suas atividades habituais)?
   ( ) Nenhuma dificuldade   ( ) Um problema muito leve
   ( ) Um problema razoável   ( ) Um problema muito grande

ORIENTAÇÕES PARA O CÁLCULO DA PONTUAÇÃO

Componente 1: qualidade subjetiva do sono

1. Examine a questão 6 e atribua a pontuação da seguinte maneira:

Resposta	Pontuação	
Muito boa	0	
Boa	1	Pontuação do componente 1:
Ruim	2	
Muito ruim	3	

Componente 2: latência para o sono

1. Examine a questão 2 e atribua a pontuação da seguinte maneira:

Resposta	Pontuação	
< 15 minutos	0	
16-30 minutos	1	Pontuação da questão 2:
31-60 minutos	2	
> 60 minutos	3	

2. Examine a questão 5a e atribua a pontuação da seguinte maneira:

Resposta	Pontuação	
Nenhuma vez	0	
< de 1 vez/semana	1	Pontuação da questão 5a:
1-2 vezes/semana	2	
≥ 3 vezes/semana	3	

3. Some a pontuação da questão 2 e da questão 5a:

Soma de 2 e 5a:

4. Atribua a pontuação do componente 2 da seguinte maneira:

Soma de 2 e 5a	Pontuação	
0	0	
1-2	1	Pontuação do componente 2:
3-4	2	
5-6	3	

Componente 3: duração do sono

1. Examine a questão 4 e atribua a pontuação da seguinte maneira:

Resposta	Pontuação	
> 7 horas	0	
6-7 horas	1	Pontuação do componente 3:
5-6 horas	2	
< 5 horas	3	

Componente 4: eficiência habitual do sono

1. Escreva o número de horas dormidas (questão 4):
2. Calcule o número de horas no leito:
   [horário de levantar (questão 3) – horário de deitar (questão 1)] =
3. Calcule a eficiência do sono:
   (nº de horas dormidas/nº de horas no leito) × 100 = eficiência do sono (%)
   (_____ / _____) × 100 = _____ %
4. Atribua a pontuação do componente 4 da seguinte maneira:

Eficiência do sono	Pontuação	
> 85%	0	
75-84%	1	Pontuação do componente 4:
65-74%	2	
< 65%	3	

Componente 5: transtornos do sono

1. Examine as questões 5b a 5j e atribua a pontuação para cada questão da seguinte maneira:

Resposta	Pontuação	Pontuação de cada questão:
Nenhuma vez	0	5b:
< 1 vez/semana	1	5c:
1-2 vezes/semana	2	5d:
≥ 3 vezes/semana	3	5e:
		5f:
		5g:
		5h:
		5i:
		5j:

2. Some a pontuação de 5b a 5j:

Soma de 5b a 5j:

3. Atribua a pontuação do componente 5 da seguinte maneira:

Soma de 5b a 5j	Pontuação	
0	0	
1-9	1	Pontuação do componente 5:
10-18	2	
19-27	3	

Componente 6: uso de medicamentos para dormir

1. Examine a questão 7 e atribua a pontuação da seguinte maneira:

Resposta	Pontuação	
Nenhuma vez	0	
< 1 vez/semana	1	Pontuação do componente 6:
1-2 vezes/semana	2	
≥ 3 vezes/semana	3	

Componente 7: disfunção diurna

1. Examine a questão 8 e atribua a pontuação da seguinte maneira:

Resposta	Pontuação	
Nenhuma vez	0	
< 1 vez/semana	1	
1-2 vezes/semana	2	Pontuação da questão 8:
≥ 3 vezes/semana	3	

2. Examine a questão 9 e atribua a pontuação da seguinte maneira:

Resposta	Pontuação	
Nenhuma	0	
Pequena	1	
Moderada	2	Pontuação da questão 9:
Muita	3	

3. Some a pontuação das questões 8 e 9:

Soma de 8 e 9:

4. Atribua a pontuação do componente 7 da seguinte maneira:

Soma de 8 e 9	Pontuação	
0	0	
1-2	1	
3-4	2	Pontuação do componente 7:
5-6	3	

Escore global do IQSP:

AVALIAÇÃO DA ANSIEDADE

A ansiedade é considerada um sintoma secundário muito comum e frequentemente severa nos casos de fibromialgia, como mencionado por alguns autores (White et al., 2002; Gowans et al., 2002).[28,29]

Um dos instrumentos mais utilizados para avaliar a ansiedade é o Inventário de Ansiedade Traço-Estado (Idate) (Spielberger, 1979),[30] proposto para medir o traço (propensão à ansiedade) e o estado (tensão, nervosismo, preocupação e apreensão). É composto por duas escalas distintas: a de traço de ansiedade (A-traço) e a de estado de ansiedade (A-estado). A escala A-traço consiste de 20 afirmações que requerem que os sujeitos descrevam como geralmente se sentem. A escala A-estado também consiste em 20 afirmações, mas as instruções requerem que os indivíduos indiquem como se sentem em determinado momento. O autor recomenda que, caso as duas escalas sejam aplicadas juntas, a A-estado deve vir antes, pois, como foi projetada para ser sensível às condições sob as quais o teste é administrado, seus escores poderiam vir influenciados pelo clima emocional que A-traço causaria caso viesse antes. Cabe ao aplicador incentivar o sujeito para que responda o teste da maneira mais sincera possível.

Um estudo realizado por Pagano (2004)[31] para verificar o poder de discriminação dos instrumentos de avaliação, o Idate, também revelou ser um instrumento de alto grau de capacidade de discriminação entre os dois grupos.

Interpretação e aplicação do Idate

O Idate foi planejado para ser autoaplicável, o que pode ser feito de maneira individual ou em grupo. Não pressupõe limite de tempo para resposta, e sua validade depende de um bom entendimento quanto às instruções sobre "estado", referindo-se a como a pessoa se encontra no momento; e "traço", como ela geralmente se sente. Caso surjam perguntas, o examinador deve respondê-las de forma impessoal. Cabe ao aplicador incentivar o sujeito para que responda o teste da maneira mais sincera possível.

O **Idate** foi proposto para medir dois aspectos da ansiedade: traço (propensão à ansiedade) e estado (tensão, nervosismo, preocupação e apreensão). É composto por duas escalas distintas: A-traço e A-estado. A primeira consiste de vinte afirmações sobre como o sujeito geralmente se sente. A escala A-estado também consiste em 20 afirmações, mas o sujeito é instruído a indicar como se sente no momento atual da vida. Recomenda-se que, caso as duas escalas sejam aplicadas juntas, a A-estado deve vir antes para que seus escores não sejam influenciados pelo clima emocional que o A-traço possa proporcionar. Cada afirmação é pontuada segundo uma escala de Likert, que varia de 1 a 4, sendo que o escore de cada questionário pode variar de 20 a 80. Em ambas as escalas, escores altos indicam mais ansiedade. Índices menores do que 33 indicam ansiedade baixa; entre 33 e 49, ansiedade média; e maiores que 49, alto nível de ansiedade. Observação: algumas questões devem ter seus valores invertidos por se relacionarem a bons sentimentos – Idate estado: 1, 2, 5, 8, 10, 11, 15, 16, 19, 20; Idate traço: 1, 6, 7, 10, 13, 16 e 19.

INVENTÁRIO DE ANSIEDADE TRAÇO-ESTADO (IDATE) (SPIELBERGER, 1979)[30]

INVENTÁRIO ANSIEDADE-ESTADO

Leia cada pergunta e faça um "x" no número à direita da afirmação que melhor indicar como você se sente **agora, neste momento de vida**.
Não gaste muito tempo em uma única afirmação, mas tente dar uma resposta que mais se aproxime de sua opinião.

Não: 1; Um pouco: 2; Bastante: 3; Totalmente: 4

AGORA, NESSA FASE DA MINHA VIDA	CONCORDO
1. Sinto-me calmo(a)	1 2 3 4
2. Sinto-me seguro(a)	1 2 3 4
3. Estou tenso(a)	1 2 3 4
4. Estou arrependido(a)	1 2 3 4
5. Sinto-me à vontade	1 2 3 4
6. Sinto-me perturbado(a)	1 2 3 4
7. Estou preocupado(a) com possíveis infortúnios	1 2 3 4
8. Sinto-me descansado(a)	1 2 3 4
9. Sinto-me ansioso(a)	1 2 3 4
10. Sinto-me "em casa"	1 2 3 4
11. Sinto-me confiante	1 2 3 4
12. Sinto-me nervoso(a)	1 2 3 4
13. Estou agitado(a)	1 2 3 4
14. Sinto-me uma pilha de nervos	1 2 3 4
15. Estou descontraído(a)	1 2 3 4
16. Sinto-me satisfeito(a)	1 2 3 4
17. Estou preocupado(a)	1 2 3 4
18. Sinto-me superexcitado(a) e confuso(a)	1 2 3 4
19. Sinto-me alegre	1 2 3 4
20. Sinto-me bem	1 2 3 4

INVENTÁRIO ANSIEDADE-TRAÇO

Leia cada pergunta e faça um "x" no número à direita que melhor indica como você **geralmente** se sente.
Não gaste muito tempo em uma única afirmação, mas tente dar a resposta que mais se aproxima de como você se sente **geralmente**.

| Quase sempre | 4 | Às vezes | 2 |
| Frequentemente | 3 | Quase nunca | 1 |

GERALMENTE	CONCORDO
1. Sinto-me bem	1 2 3 4
2. Canso-me facilmente	1 2 3 4
3. Tenho vontade de chorar	1 2 3 4
4. Gostaria de poder ser tão feliz quanto os outros parecem ser	1 2 3 4
5. Perco oportunidades porque não consigo tomar decisões rapidamente	1 2 3 4
6. Sinto-me descansado(a)	1 2 3 4
7. Sou calmo(a), ponderado(a) e senhor(a) de mim mesmo(a)	1 2 3 4
8. Sinto que as dificuldades estão se acumulando de tal forma que não consigo resolver	1 2 3 4
9. Preocupo-me demais com coisas sem importância	1 2 3 4
10. Sou feliz	1 2 3 4
11. Deixo-me afetar muito pelas coisas	1 2 3 4
12. Não tenho muita confiança em mim mesmo(a)	1 2 3 4
13. Sinto-me seguro(a)	1 2 3 4
14. Evito ter que enfrentar crises ou problemas	1 2 3 4
15. Sinto-me deprimido(a)	1 2 3 4
16. Estou satisfeito(a)	1 2 3 4
17. Às vezes, ideias sem importância entram na cabeça e ficam me preocupando	1 2 3 4
18. Levo os desapontamentos tão a sério que não consigo tirá-los da cabeça	1 2 3 4
19. Sou uma pessoa estável	1 2 3 4
20. Fico tenso(a) e perturbado(a) quando penso em meus problemas do momento	1 2 3 4

DEPRESSÃO

A depressão já foi apontada como um dos sintomas mais frequentes em pacientes fibromiálgicos (Wolfe, 1990).[11] Vários estudos têm utilizado a Escala de Depressão de Beck para avaliar efeitos de tratamento, quer fisioterapêutico quer medicamentoso (Bennett et al., 1996; Singh et al., 1998).[32,33] Burckhardt et al. (1994)[17] utilizaram diferentes instrumentos em pacientes com fibromialgia e concluíram que a Escala de Depressão de Beck era o instrumento mais sensível para avaliar a depressão. Gowans et al. (2002)[29] usaram vários instrumentos para avaliar a eficácia de um programa de exercícios e, entre eles, a Escala de Beck, concluindo que o exercício físico pode melhorar o humor e a função física em indivíduos com fibromialgia.

Santos (2006)[34] avaliou a depressão e a qualidade de vida de pacientes com fibromialgia e verificou que esse grupo apresenta índices mais altos de depressão e pior qualidade de vida comparado ao grupo controle.

Interpretação: a pontuação máxima é de 63 pontos. Os altos escores indicam níveis severos de depressão, e, segundo Meyer (2000),[35] um escore acima de 16 indica possível depressão.

ESCALA DE DEPRESSÃO DE BECK**

Este questionário consiste de 21 grupos de afirmações. Por favor, leia cada uma delas e faça um círculo em volta do número com a afirmação que melhor descreve como você se sentiu na última semana, incluindo hoje. Se mais do que uma afirmação dentro de um grupo se aplicar, circule ambas. Certifique-se de ter lido todas as afirmações antes de fazer sua escolha.

1.	0	Não me sinto triste	2.	0	Não estou particularmente desencorajado quanto ao futuro
	1	Sinto-me triste		1	Sinto-me desencorajado quanto ao futuro
	2	Sinto-me triste o tempo todo e não consigo sair disto		2	Sinto que não tenho nada pelo que esperar
	3	Estou tão triste e infeliz que não posso aguentar		3	Sinto que o futuro é sem esperança e que as coisas não podem melhorar
3.	0	Não me sinto fracassado	4.	0	Tenho tanta satisfação como costumava ter
	1	Sinto que falhei mais que o indivíduo médio		1	Não consigo gostar das coisas da maneira como costumava gostar
	2	Quando olho para trás em minha vida tudo o que vejo é uma série de fracassos		2	Não consigo sentir mais satisfação com coisa alguma
	3	Sinto que sou um fracasso completo como pessoa		3	Estou insatisfeito ou entediado com tudo
5.	0	Não me sinto particularmente culpado	6.	0	Não sinto que esteja sendo punido
	1	Sinto-me culpado boa parte do tempo		1	Sinto que posso estar sendo punido
	2	Sinto-me culpado a maior parte do tempo		2	Espero ser punido
	3	Sinto-me culpado o tempo todo		3	Sinto estar sendo punido
7.	0	Não me sinto desapontado comigo mesmo	8.	0	Não sinto que seja pior que qualquer pessoa
	1	Sinto-me desapontado comigo mesmo		1	Critico minhas fraquezas ou erros
	2	Sinto-me aborrecido comigo mesmo		2	Culpo-me o tempo todo por minhas falhas
	3	Eu me odeio		3	Culpo-me por todas as coisas ruins que acontecem
9.	0	Não penso em suicídio	10.	0	Não costumo chorar mais que o habitual
	1	Tenho pensamentos de me matar, mas não os levaria adiante		1	Choro mais agora do que costumava fazer
	2	Gostaria de me matar		2	Atualmente choro o tempo todo
	3	Eu me mataria se tivesse oportunidade		3	Eu costumava conseguir chorar, mas não consigo, mesmo que queira

---

** Beck et al. (1961),[36] traduzida e validada em português por Gorenstein e Andrade (1996).[37]

11. 0 Não me irrito mais agora que em qualquer outra época
    1 Fico molestado ou irritado mais facilmente do que costumava
    2 Atualmente sinto-me irritado o tempo todo
    3 Eu costumava conseguir chorar, mas não consigo, mesmo que queira

12. 0 Não perdi o interesse nas outras pessoas
    1 Interesso-me menos do que eu costumava
    2 Perdi a maior parte de meu interesse nas outras pessoas
    3 Perdi todo o interesse nas outras pessoas

13. 0 Tomo decisões quase tão bem como em outra época
    1 Adio minhas decisões mais do que costumava
    2 Tenho maior dificuldade em tomar decisões
    3 Não consigo mais tomar decisões

14. 0 Não sinto que minha aparência seja pior do que costumava ser
    1 Preocupo-me por estar parecendo velho ou sem atrativos
    2 Sinto que há mudanças permanentes em minha aparência
    3 Considero-me feio

15. 0 Consigo trabalhar tão bem quanto antes
    1 Preciso de um esforço extra para começar qualquer coisa
    2 Tenho que me esforçar muito até começar a fazer qualquer coisa
    3 Não consigo fazer nenhum trabalho

16. 0 Durmo tão bem quanto de hábito
    1 Não durmo tão bem quanto costumava
    2 Acordo uma ou duas horas mais cedo do que de hábito e tenho dificuldade para voltar a dormir
    3 Acordo várias horas mais cedo do que costumava e tenho dificuldade para voltar a dormir

17. 0 Não fico mais cansado do que de hábito
    1 Fico cansado com mais facilidade do que costumava
    2 Sinto-me cansado ao fazer quase qualquer coisa
    3 Estou cansado demais para fazer qualquer coisa

18. 0 Meu apetite não está pior do que de hábito
    1 Meu apetite não está tão bom quanto costumava ser
    2 Meu apetite está muito pior agora
    3 Não tenho mais nenhum apetite

19. 0 Não perdi muito peso se é que perdi algum ultimamente
    1 Perdi mais de 2,5 kg
    2 Perdi mais de 5,0 kg
    3 Perdi mais de 7,5 kg
    Estou deliberadamente tentando perder peso, comendo menos.
    ( ) Sim   ( ) Não

20. 0 Não me preocupo mais do que o de hábito com minha saúde
    1 Preocupo-me com problemas físicos com dores e aflições, ou perturbações no estômago ou prisão de ventre
    2 Estou muito preocupado com problemas físicos e é difícil pensar em outras coisas
    3 Estive tão preocupado com meus problemas físicos que não consegui pensar em outra coisa

21. 0 Não tenho observado qualquer mudança recente em meu interesse sexual
    1 Estou menos interessado por sexo do que costumava
    2 Estou bem menos interessado por sexo que costumava
    3 Perdi completamente o interesse por sexo

ESCORE TOTAL:

AVALIAÇÃO DO ESTRESSE

Fatores estressores psicossociais e ambientais têm um impacto tanto na saúde física quanto na psicológica. Os efeitos do estresse não se manifestam como resultado direto de eventos objetivos, mas a partir da resposta emocional, em que o evento é percebido como ameaçador ou custoso, e a pessoa julga não ter capacidade suficiente para lidar com a situação.

A Escala do Estresse Percebido (EEP) mensura o grau no qual os indivíduos percebem as situações como estressantes. Essa escala foi originalmente desenvolvida com 14 itens, e depois modificada e validada com versões com dez (EEP-10) e quatro questões (EEP-4), sendo a última utilizada em pesquisas por telefone. A EEP-10 foi traduzida e validada para a população brasileira (Reis, 2010).[38] As questões da escala foram elaboradas para verificar quão imprevisível, incontrolável e sobrecarregado o respondente considera sua vida. Esses três fatores têm sido considerados componentes centrais na experiência do estresse.

Cada questão é pontuada segundo uma escala de Likert de 0 (nunca) a 4 (muito frequentemente). Para o cálculo do escore total, deve-se pontuar inversamente as questões 4, 5, 7 e 8, e então somar a pontuação de todos os itens. O escore total varia de 0 a 40, sendo que valores maiores indicam maior grau de estresse.

ESCALA DO ESTRESSE PERCEBIDO - 10

Responda cada pergunta de forma rápida e espontânea, indicando com um X a alternativa que melhor se ajusta à sua situação.

Neste último mês, com que frequência:	Nunca	Quase nunca	Algumas vezes	Frequentemente	Muito frequentemente
1. Você ficou preocupado por causa de algo que aconteceu inesperadamente?	0	1	2	3	4
2. Você se sentiu incapaz de controlar coisas importantes na sua vida?	0	1	2	3	4
3. Você esteve nervoso ou estressado?	0	1	2	3	4
4. Você esteve em sua capacidade de lidar com seus problemas pessoais?	0	1	2	3	4
5. Você sentiu que as coisas aconteceram da maneira como você esperava?	0	1	2	3	4
6. Você achou que conseguiria lidar com todas as coisas que tinha por fazer?	0	1	2	3	4
7. Você foi capaz de controlar as suas irritações?	0	1	2	3	4
8. Você sentiu que todos os aspectos de sua vida estavam sob controle?	0	1	2	3	4
9. Você esteve bravo por causa de aspectos que estiveram fora de seu controle?	0	1	2	3	4
10. Você sentiu que os problemas se acumularam tanto que não conseguiu resolvê-los?	0	1	2	3	4

AVALIAÇÃO DA FADIGA

A fadiga é um sintoma bastante frequente na fibromialgia. No estudo de definição dos critérios de classificação da síndrome de 1990, o relato de fadiga estava presente em 75% dos sujeitos. Uma das formas de avaliar esse sintoma é com a Escala de Fadiga de Chalder.

A Escala de Fadiga de Chalder, com tradução para a língua portuguesa, é composta por 14 questões divididas em dois aspectos: sintomas físicos (oito questões) e mentais (seis questões).[39] A pontuação é dada para cada questão, agregando-se os seguintes valores a cada uma das quatro opções de resposta: 1 = não/menos que o normal, 2 = não mais que o normal, 3 = mais que o normal, e 4 = muito mais que o normal. Para responder às 14 questões, o entrevistado deve comparar sua situação atual com um período anterior, o mais recente possível, em que se sentia bem disposto. As respostas têm pontuações que variam de 1 a 4, variando, portanto, o escore total entre 14 e 56. Os menores valores estão relacionados à ausência de fadiga.

ESCALA DE FADIGA DE CHALDER[40]
Adaptada para a língua portuguesa

	Não	Igual ao normal	Mais do que o normal	Muito mais do que o normal
Sintomas físicos				
1. Você tem problemas com cansaço?	1	2	3	4
2. Você precisa descansar mais?	1	2	3	4
3. Você se sente com sono ou sonolento?	1	2	3	4
4. Você tem problemas para começar a fazer coisas?	1	2	3	4
5. Você começa coisas sem dificuldade, mas fica cansado quando continua?	1	2	3	4
6. Você está perdendo energia?	1	2	3	4
7. Você sente fraqueza muscular?	1	2	3	4
8. Você se sente fraco?	1	2	3	4
Sintomas mentais				
9. Você tem dificuldade de concentração?	1	2	3	4
10. Você tem problemas em pensar claramente?	1	2	3	4
11. Você comete erros, sem intenção, na sua língua (português) quando você fala?	1	2	3	4
12. Você acha mais difícil encontrar a palavra correta?	1	2	3	4
	Melhor	Igual	Pior	Muito pior
13. Como está sua memória?	1	2	3	4
14. Você perdeu o interesse em coisas que costumava fazer?	1	2	3	4

AVALIAÇÃO DA CONFIANÇA NO EQUILÍBRIO

Estudos recentes mostram que indivíduos com fibromialgia têm baixa confiança no equilíbrio em comparação com pessoas normais (Muto, 2014; Santo, 2014).[41,42]

A Activities-Specific Balance Confidence (ABC) Scale consiste em um questionário de 16 itens, compostos por atividades funcionais como alcançar objetos no nível dos olhos, em que os sujeitos devem classificar o seu nível de confiança para realizar tais atividades sem perder o equilíbrio. O sujeito atribui notas para cada um dos 16 itens que podem variar de 0 (nada confiante) a 100% (totalmente confiante). O escore total dessa escala é a média da soma dos itens individuais. Quanto mais baixo for o escore, menos confiante será o sujeito e maior será o risco de queda. Lajoie et al. (2004)[43] encontraram que a escala ABC apresenta sensibilidade de 84,4% e especificidade de 87,5% quando utilizado o escore de 67% ou menos para determinar sujeitos com risco de quedas. A escala ABC foi validada para a população brasileira por Marques (2013).[21]

ESCALA DE CONFIANÇA NO EQUILÍBRIO ESPECÍFICA PARA A ATIVIDADE

Para cada item a seguir, indique, na linha que vai de 0 a 100%, o seu nível de confiança para realizar a atividade sem perder o equilíbrio ou tornar-se instável.

0%   100%
Sem confiança   Confiança total

1. Andar pela casa

2. Subir ou descer uma escada

3. Abaixar-se para pegar um objeto no chão

4. Pegar uma latinha em uma prateleira na altura dos olhos

5. Ficar na ponta dos pés para pegar algum objeto acima da cabeça

6. Subir em uma cadeira para pegar algo

7. Varrer o chão

8. Sair de casa e andar até um carro ou ônibus parado em frente

9. Entrar ou sair de um carro

10. Atravessar um estacionamento de um supermercado ou *shopping*

11. Subir ou descer uma rampa

12. Andar em um lugar movimentado

13. Esbarrarem em você em um lugar movimentado, cheio de gente

14. Pegar ou sair de uma escada rolante segurando no corrimão

15. Pegar ou sair de uma escada rolante carregando pacotes e sacolas que o(a) impedem de segurar o corrimão

16. Andar em calçada molhada ou escorregadia

AVALIAÇÃO POSTURAL[14]

AVALIAÇÃO QUALITATIVA DAS CADEIAS MUSCULARES

1. Aspecto que mais lhe chama a atenção na postura do indivíduo: _____

2. Cadeia inspiratória:
Padrão postural:

| Ombros protraídos ( ) | Cabeça anteriorizada ( ) | Tórax em posição inspiratória ( ) | Aumento da lordose lombar ( ) |

Avaliação: _____

3. Cadeia posterior:
Padrão postural:

| Ângulo tíbio--társico aberto ( ) | Joelhos em flexão ( ) | Joelhos valgos ou varos ( ) | Curvas vertebrais acentuadas ou retificadas ( ) | Ângulo coxofemoral aberto ( ) |

Avaliação: _____

4. Cadeia anterointerna da bacia:
Padrão postural

| Aumento da lordose lombar ( ) | Flexão do quadril ( ) | Rotação medial e adução do quadril ( ) | Joelhos valgos ( ) |

Avaliação: _____

5. Cadeia anterior do braço:
Padrão postural:

| Ombros elevados ( ) | Abdução e flexão dos ombros ( ) | Flexão de cotovelos ( ) | Pronação de antebraços ( ) | Flexão de punhos e dedos ( ) |

Avaliação: _____

6. Cadeia anterointerna do ombro:
Padrão postural: adução e rotação medial de ombro ( )
Avaliação: _____

Diagnóstico fisioterapêutico: _____

7. Teste dos músculos anteriores:
Avaliação: _____

8. Teste dos músculos posteriores:
Avaliação: _____

GRUPO MUSCULAR MAIS COMPROMETIDO: _____

9. Teste dos músculos da cadeia anterior do braço (ou suspensores):
Avaliação: _____

10. Teste dos músculos da cadeia anterointerna do ombro:
Avaliação: _____

GRUPO MUSCULAR MAIS COMPROMETIDO: _____

REFERÊNCIAS BIBLIOGRÁFICAS

1. Martinez JE, Ferraz MB, Sato EI, Atra E. Avaliação seqüencial do impacto de fibromialgia e artrite reumatoide na qualidade de vida. Rev Bras Reumatol. 1994;34:309-16.
2. Burckhardt CS, Mannerkorpi K, Hedenberg L, Bjelle A. A randomized controlled clinical trial of education and physical training for women whith fibromyalgia. J Rheumatol. 1994;21:714-20.
3. Buysse DJ, Reynolds CF 3rd, Monk TH, Berman SR, Kupfer DJ. The Pittsburgh Sleep Quality Index: a new instrument for psychiatric practice and research. Psychiatry Res. 1989;28(2):193-213.
4. Revill SI, Robinson JO, Rosen M, Hogg IJ. The reliability of a linear analogue for evaluating pain. Anaesthesia. 1976;31:1191-8.
5. Melzack R, Katz J. Measurement of pain. Surg Clin North Am. 1996;79:231-52.
6. Coghill RC, Gracely RH. Validation of the combined numerical/verbal descriptor scale for pain. Am Pain Soc Abstr. 1996;15:A86.
7. Melzack R. The McGill Pain Questionnaire: Major properties and scoring methods. Pain. 1975;1:277-99.
8. McBeth J. The epidemiology of the chronic widespread pain and fibromyalgia. Fibromyalgia and other central pain syndromes. Wallace D, Clauw D (eds.). Philadelphia: Lippincott Williams & Wilkins; 2005.
9. Varoli FK, Pedrazzi V. Adapted version of the McGill Pain Questionnaire to Brazilian Portuguese. Braz Dent J. 2006;17(4):328-35.
10. Melzack R, Wall PD. Textbook of pain. 2nd. London: Churchill Livingstone, 1965.
11. Wolfe F, Smythe HA, Yunus MB, Bennett AM, Bombardier CE, Goldenberg DL. The American College of Rheumatology 1990. Criteria for the classification of fibromyalgia: Report of the Multicenter Criteria Committee. Arthritis Rheum. 1990;33:160-72.
12. Okifuji A, Turk JD, Sinclair D, Starz TW, Marcus DA. A standardized manual tender point survey. I. Development and determination of a threshold point for identification of positive tender points in Fibromyalgia Syndrome. J Rheumatol. 1997;24:377-83.
13. Fischer AA. Pressure algometry over normal muscle. Standard values, validity and reproducibility of pressure threshold. Pain. 1987;30:115-26.
14. Marques AP. Cadeias musculares: um programa para ensinar avaliação fisioterapêutica global. 2.ed. Barueri: Manole, 2005.

15. Chaimowicz F. A saúde dos idosos brasileiros às véspera do século XXI: problemas, projeções e alternativas. Rev Saúde Pública. 1997;31:184-200.
16. Carr AJ, Thompson PW, Kirwan JR. Quality of life measures. Br J Rheumatol. 1996;36:275-81.
17. Burckhardt CS, Clark SR, Bennett RM. The Fibromyalgia Impact Questionnaire: Development and Validation. J Rheumatol. 1991;18:728-33.
18. Marques AP, Santos AMB, Assumpção A, Matsutani LA, Lage LV, Pereira CAB. Validação da Versão Brasileira do Fibromyalgia Impact Questionnaire. Rev Bras Reumatol. 2006;46(1):24-31.
19. Ware JE, Sherborne CD. The MOS 36-item Short-Form Health Survey (SF-36). I. Conceptual framework and item selection. Med Care. 1992;30:473-83.
20. Ciconelli RM, Ferraz MB, SAntos W. Tradução para a língua portuguesa e validação do questionário genérico de avaliação de qualidade de vida SF-36. Rev Bras Reumatol. 1999;39:143-9.
21. Marques AP, Mendes YC, Taddei U, Pereira CAB, Assumpção A. Brazilian-Portuguese translation and cross cultural adaptation of the activities-specific balance confidence (ABC) scale. Braz J Phys Ther. 2013;17(2):170-8.
22. The WHOQOL Group. The development of the World Health Organization quality of life assessment instrument (the WHOQOL). In: Orley J, Kuyken W (eds.). Quality of life assessment: international perspectives. Heidelberg: Springer Verlag; 1994. p.41-60.
23. Fleck MPA, Louzada S, Xavier M, Chachamovich E, Vieira G, Santos L, et al. Aplicação da versão em português do instrumento de avaliação de qualidade de vida da organização mundial da saúde (WHOQOL-100) 1999. Rev Saúde Pública. 1999;33:198-205.
24. The WHOQOL Group. Development of the World Health Organization. WHOQOL-bref. Quality of Life Assesment 1998. Psychol Med. 1998;28:551-8.
25. Rozenblatt S, Moldofsky H, Silva AAB, Tufik S. Alpha Sleep characteristics in fibromyalgia. Arthritis Rheum. 2001;44(1):222-30.
26. Lario BA, Valdivielso JLA, López JÁ, Soteres CM, Bañuelos JLV, Cabello AM. Fibromyalgia syndrome: overnight falls in arterial oxigen saturation. Am J Med. 1996;101:54-60.
27. Bertolazi AN, Fagondes SC, Hoff LS, Dartora EG, Miozzo IC, de Barba ME, et al. Validation of the Brazilian Portuguese version of the Pittsburgh Sleep Quality Index. Sleep Med. 2011;12(1):70-5.
28. White KP, Nielson WR, Harth M, Ostbye T, Speechley M. Chronic widespread musculoskeletal pain with or without fibromyalgia: psychological distress in a representative community adult sample. J Rheumatol. 2002;29:588-94.
29. Gowans SE, de Hueck A, Abbey SE. Measuring exercise-induced mood changes in fibromyalgia: a comparison of several measures. Arthritis Rheum. 2002;47(6):603-9.
30. Spielberger DC, Gorsuch LR, Lushene ER. Inventário de Ansiedade Traço-Estado. Rio de Janeiro: Cepa, 1979.
31. Pagano T, Matsutani LA, Ferreira EAG, Pereira CAB, Marques AP. Assessment of anxiety and quality of life in fibromyalgia patients. São Paulo Med J. 2004;122(4):252-8.
32. Bennett RM, Burckhardt CS, Clark SR, O'Reilly CA, Wiens NA, Campbell SM. Group treatment of fibromyalgia: a 6 month outpatient program. J Rheumatol. 1996;18:521-8.
33. Singh BB, Berman BM, Hadhazy VA, Creamer P. A pilot study of cognitive behavioral therapy in fibromyalgia. Altern Ther Health Med. 1998; 4: 67-70.
34. Santos AMB, Assumpção A, Matsutani LA, Pereira CAB, Lage LV, Marques AP. Depressão e qualidade de vida em pacientes com fibromialgia. Rev Bras Fisioter. 2006; 10 (3): 317-24.
35. Meyer BB, Lemley KJ. Utilizing exercise to affect the symptomology of fibromyalgia: a pilot study. Med Sci Sports Exerc. 2000;32:1691-7.
36. Beck AT, Ward CH, Mendelson M, Mock J, Erbaugh J. An inventory for measuring depression. Arch Gen Psychiatry. 1961;4:561-71.

37. Gorenstein C, Andrade L. Validation of a Portuguese version of the Beck Depression Inventory and State-Trait Anxiety Inventory in Brazilian subjects. Braz J Med Biol Res. 1996;29:453-7.
38. Reis RS, Hino AA, Anez CR. Perceived stress scale: reliability and validity study in Brazil. J Health Psychol. 2010;15(1):107-14.
39. Marques AP, Ferreira EAG, Matsutani LA, Pereira CAB, Assumpção A. Quantifying pain threshold and quality of life of fibromyalgia patients. Clin Rheumatol. 2005;24(3):266-71.
40. Chalder T, Berelonitz G, Pawlikoska T, Watts L, Wessely S, Wright D, et al. Development of a fatigue scale. J Psychosom Res. 1993;33:1444-52.
41. Muto L, Mango P, Sauer J, Yuan S, Sousa A, Marques A. Postural control and balance self efficacy in women with fibromyalgia. Are there differences? Eur J Phys Rehabil Med. 2014.
42. Santo ASE, Mango PC, Assumpção A, Sauer JF, Marques AP. Fibromyalgia: is there association between balance and pain? a pilot study. Fisioter Pesqui. 2014;21(1):27-33.
43. Lajoie Y, Girard A, Guay M. Comparison of the reaction time, the Berg Scale and the ABC in non-fallers and fallers. Arch Gerontol Geriatr. 2002;35(3):215-25.

3

Tratamentos

Luciana Akemi Matsutani
Colaboradora: Laís Verderame Lage*

TRATAMENTO MEDICAMENTOSO

A fibromialgia caracteriza-se pela cronicidade de dores difusas, não inflamatórias, que afetam todos os segmentos do corpo, de intensidade variável, hipersensibilidade tátil (alodínea) e amplificação de estímulos periféricos, influenciando e interferindo na qualidade de vida em todos os aspectos: físico, afetivo, emocional e social.

Face ao amplo espectro e variabilidade de queixas clínicas, associado à impossibilidade de enfoque específico nos mecanismos etiopatogênicos, raramente uma única modalidade de tratamento alcançará a eficácia desejada. Assim, diferentes abordagens podem ser utilizadas, tanto no que diz respeito ao arsenal medicamentoso como aos recursos não medicamentosos. De qualquer forma, o conhecimento dos benefícios de um programa multidisciplinar e a adoção de medidas que levem em conta as peculiaridades de cada paciente contribuem para o grau de eficácia do tratamento.[1]

Quanto ao tratamento medicamentoso, recentemente a Sociedade Brasileira de Reumatologia elaborou um consenso sobre o tratamento da fibromialgia – sugerindo diferentes formas de tratamento medicamentoso e não medicamentoso para essa doença –, baseado em evidências científicas e na experiência profissional tanto de reumatologistas como especialistas de outras áreas médicas com conhecimento no tratamento dessa síndrome.[2]

---

* Doutora pela Faculdade de Medicina da Universidade de São Paulo. Reumatologista do Departamento de Medicina Interna do Hospital das Clínicas da Faculdade de Medicina da Universidade de São Paulo.

Analgésicos

O uso de analgésicos comuns, como paracetamol ou medicamentos anti-inflamatórios não esteroides, não é efetivo no tratamento de sensibilização central, mas esses medicamentos possuem importante papel no manuseio de alguns geradores de dor periférica, como na osteoartrite, em bursites, degeneração discal e artrites inflamatórias, entre outros casos em que seu uso deve ser indicado.[3]

O emprego de analgésicos opioides é defendido por alguns autores, observando-se que seu uso deve ser restrito aos períodos de exacerbação da dor.[4] Harris et al.[5] demonstraram evidências de diminuição da disponibilidade de receptores opioides-μ no encéfalo de indivíduos com fibromialgia, o que justificaria a baixa eficácia desses medicamentos no quadro álgico desses pacientes. Ressalta-se, porém, que opioides são uma boa opção no tratamento pós-operatório de fibromiálgicos.[6]

Antidepressivos

O uso de antidepressivos na fibromialgia advém da experiência prévia do emprego desses medicamentos no tratamento de quadros de dor crônica. Esses medicamentos estão associados a melhora da dor, depressão, fadiga, distúrbios do sono e qualidade de vida de pacientes com fibromialgia.[7]

Os antidepressivos tricíclicos e seus derivados, os inibidores de recaptação de serotonina, bem como os inibidores de recaptação de serotonina e norepinefrina, constituem as drogas mais frequentemente prescritas para o tratamento da síndrome. Tais medicamentos possuem ação antinociceptiva nas vias descendentes da medula espinal, a partir da inibição da recaptação das monoaminas, principalmente serotonina e norepinefrina, ou pela inibição de sua degradação.[8]

Entre os compostos tricíclicos, a amitriptilina em doses que não ultrapassam 50 mg/dia mostrou-se efetiva no tratamento de sintomas como dor, fadiga e melhora do sono. Contudo, possui efeito anticolinérgico que, por vezes, limita sua utilização. Os antidepressivos tricíclicos possuem grau de recomendação A e nível de evidência Ib no tratamento da fibromialgia.[9] Drogas que agem na recaptação de serotonina como a fluoxetina, o citalopram e a paroxetina têm sido utilizadas com resposta favorável, assim como os antidepressivos com ação dual na recaptação de serotonina e noradrenalina, como a duloxetina e o milnacipran.[10,11] Tanto a duloxetina como o milnacipran são drogas aprovadas pelo Food and Drug Administration (FDA) para tratamento da fibromialgia.

Relaxantes musculares

Os relaxantes musculares como a ciclobenzaprina, tizanidina e carisoprodol são frequentemente prescritos isoladamente ou em associação com antidepressivos, desde que se esteja atento ao efeito sinérgico de sonolência decorrente do uso de algumas dessas drogas. Seu uso no período noturno pode introduzir uma melhora do padrão de sono na fibromialgia.[12] Entre os relaxantes musculares, a ciclobenzaprina apresenta destaque especial, pois sua estrutura e ação são semelhantes às dos antidepressivos tricíclicos, associadas à sua ação miorrelaxante em nível do tronco e da medula espinal por inibição do potencial eferente para os músculos esqueléticos. Quando utilizada em doses baixas, a tizanidina reduz os níveis da substância P algogênica no líquido cefalorraquidiano (LCR) induzindo diminuição da dor e da sensibilidade dolorosa.[13] O uso crônico do carisoprodol pode ocasionar tolerância e dependência, e seu uso de forma intermitente deve ser considerado como mais adequado. Embora os relaxantes musculares sejam largamente utilizados para as condições envolvendo dor e contratura muscular, existem lacunas no que diz respeito à eficácia e segurança comparativa entre os diferentes relaxantes musculares. Estima-se que, nos Estados Unidos, a cada ano, cerca de 2 milhões de pessoas façam uso desse tipo de medicação, primariamente para dores nas costas, sendo que aproximadamente 300 mil desses indivíduos pertencem à faixa geriátrica, tornando essencial o uso cuidadoso desse grupo de drogas, principalmente no que diz respeito a efeitos colaterais como sedação e astenia,[14] os quais aumentam o risco de queda dos idosos.

Hipnóticos

O uso de hipnóticos na fibromialgia justifica-se por sua propriedade de bloquear o reflexo nociceptivo espinal e diminuir o potencial evocado somatossensorial primário que modula a percepção da dor. Por outro lado, os hipnóticos apresentam potencial para acarretar dependência química, o que torna seu uso restrito a curtos intervalos.[15] Atualmente, os hipnóticos da classe dos benzodiazepínicos estão entre as drogas mais prescritas em todo o mundo. Possuem ação ansiolítica, sedativa, hipnótica, indutora de amnésia, antiepilética e relaxante muscular. Nessa categoria, podemos citar o alprazolam, bromazepam, diazepam, flunitrazepam, lorazepam, midazolam, oxazepam e triazolam. O alprazolam pode ser utilizado nas fases iniciais do tratamento da fibromialgia, por causa de seu efeito ansiolítico, enquanto o uso do clonazepam deve ser indicado para pacientes com síndrome das pernas inquietas ou mioclonia noturna, desde que documentadas por polissonografia.

Entre os hipnóticos não diazepínicos, o zolpidem e o zoplicone podem ser utilizados para alívio dos distúrbios do sono.

O uso regular de benzodiazepínicos deve ser evitado, assim como outras drogas sedativas, por produzirem ansiedade, depressão, tolerância e dependência em longo prazo. Sintomas significativos de abstinência manifestam-se na retirada abrupta do consumo dos benzodiazepínicos.

Anticonvulsivantes

A pregabalina e a gabapentina, drogas primariamente utilizadas como anticonvulsivantes e para controle da dor neuropática, têm-se mostrado benéficas na redução da dor e melhora do padrão de sono em situações de dores crônicas, como na fibromialgia. Essas duas drogas exercem seu efeito tanto no sistema nervoso central (SNC) como no periférico, pela redução da liberação de glutamato e da substância P algogênica nas vias ascendentes da medula, e por diminuição da excitabilidade neurogênica por aumento da atividade do ácido gama-aminobutírico (GABA). Essas drogas apresentam como principais efeitos colaterais: tontura, sonolência e ganho de peso.

A pregabalina foi aprovada pelo FDA como tratamento da fibromialgia, pois estudos demonstraram efeito reduzido, porém significante, de melhora da dor e dos distúrbios do sono, sem efeito evidente no déficit funcional. Os efeitos da pregabalina em sintomas afetivos, fadiga ou distúrbios cognitivos não foram analisados.[16]

Outros

Diversos ensaios terapêuticos têm sido realizados com drogas diversas. O uso de estrogênio mostrou-se eficiente na redução da latência do sono e do número de despertares noturnos, assim como o favorecimento do sono REM (do inglês, movimentos rápidos dos olhos), em especial em mulheres no período da menopausa.[17] A administração do hormônio de crescimento ou GH (*growth hormone*), em uso diário, na forma injetável, mostrou benefícios sobre a dor, o humor, a resistência física e a fadiga, pois o GH exerce importante papel na homeostase muscular, porém seus benefícios são limitados, não só pelo alto custo, mas também pelo fato de a descontinuidade da medicação acarretar efeito rebote com exacerbação dos sintomas.[18] O uso de melatonina parece contribuir com melhora na qualidade do sono e fadiga e diminuição da intensidade da dor nos *tender points*.[19] Os efeitos benéficos do uso de dehidroepiandrosterona na regulação do humor de indivíduos com depressão ou com sintomas depressivos vêm sendo demonstrados em alguns ensaios e, futuramente, poderão ser indicados como alternativa em casos de depressão leve ou resistente à terapêutica convencional.[20]

A abordagem analgésica sobre os *tender points* também tem sido proposta, porém com resultados controversos. Embora a lidocaína seja eficaz na diminuição da dor em pacientes com quadros miofasciais, na fibromialgia esse procedimento pode ampliar a intensidade da dor em decorrência do procedimento impor aumento de metaencefalina, que é algogênica.[21]

O uso de corticosteroides deve ser evitado, pois se mostrou totalmente ineficaz como tratamento de sintomas da fibromialgia.

A tendência atual é de desencorajamento do uso de medicamentos como estratégia única para o tratamento da fibromialgia, já que as drogas disponíveis atualmente apresentam efeito no alívio dos sintomas, que pode ser considerado modesto, com alta prevalência de efeitos adversos e poucos registros de uso contínuo.[22]

Pesquisa realizada na Alemanha, por meio de questionários preenchidos por 1.661 pacientes com fibromialgia diagnosticados, em média, há 6,8 anos, demonstrou que, em longo prazo, os tratamentos mais utilizados por esses pacientes são realizados por estratégias próprias como aplicação de calor ou banhos termais, cartilhas de orientação sobre a doença e repouso, medicação prescrita para dor e exercícios aeróbicos. Maiores efeitos adversos ao tratamento foram relatados com o uso de opioides, pregabalina e gabapentina, tramadol e opioides para uso transdérmico. Esse estudo destaca que, em longo prazo, pacientes com fibromialgia dão maior importância ao tratamento não farmacológico no manejo dos sintomas relacionados à fibromialgia.[23]

TERAPIAS ALTERNATIVAS OU COMPLEMENTARES

A necessidade de se buscar novas abordagens terapêuticas no tratamento da fibromialgia levou inúmeros pesquisadores a verificar as mais variadas opções. Os tratamentos propostos são numerosos e diversos, como balneoterapia,[24] musicoterapia, dança do ventre, ioga, entre outros, porém os estudos intervencionais frequentemente apresentam deficiências não só no delineamento como também na pequena casuística, falta de padronização na aferição dos resultados, acarretando observações conflitantes. Entretanto, apesar de não apresentarem evidência científica de eficácia, também podem ser sugeridos como forma de integração e socialização desses pacientes.

A importância de se estudar essas abordagens complementares é a popularidade delas ante o público com fibromialgia. Em estudo recente realizado nos Estados Unidos, ressaltou-se que 91% dos pacientes com fibromialgia naquele país recorrem a alguma terapia complementar ou alternativa.[25]

TERAPIA COGNITIVO-COMPORTAMENTAL

Além da terapia medicamentosa e dos exercícios físicos, a terapia cognitivo-comportamental também tem sido empregada no tratamento de pacientes com fibromialgia.[26]

A terapia cognitivo-comportamental baseia-se no modelo cognitivo segundo o qual o afeto e o comportamento são determinados pelo modo como um indivíduo estrutura o mundo. A terapia cognitivo-comportamental tende a ser uma abordagem ativa, diretiva e estruturada, fundamentada no modelo cognitivo e caracterizada pela aplicação de procedimentos como a aprendizagem, com o objetivo de aperfeiçoar discriminações e corrigir concepções equivocadas que supostamente baseiam comportamentos, sentimentos, atitudes e sintomas físicos, e tem como objetivo ensinar ao paciente as habilidades de enfrentamento frente a situações geradoras de conflitos.[27]

Recomenda-se que esse tipo de abordagem seja utilizado associado com a prática de exercícios físicos. Comumente, os pacientes com fibromialgia aprendem estratégias de autocontrole da dor que podem ser trabalhadas em grupo ou individualmente. Eles podem, por exemplo, listar as atividades (atividades de lazer, sociais, relaxamento, exercício físico) que poderiam utilizar para dispersar a dor e até de possíveis pensamentos que podem levar à dor. Ao manter a vigilância sobre seus pensamentos e comportamentos assim que a dor inicia ou aumenta, eles podem aplicar a estratégia mais adequada.[28]

Diferentes abordagens podem ser utilizadas no alívio de sintomas e melhora da qualidade de vida de pacientes com fibromialgia, tanto no que diz respeito ao arsenal medicamentoso como nos recursos não medicamentosos, visto que raramente uma única modalidade de tratamento é suficiente para a solução de todos os sintomas da fibromialgia. A adoção de medidas que levem em conta as peculiaridades de cada paciente determinará a eficácia do tratamento.

Antes da prescrição ou recomendação de qualquer tratamento, cabe ao médico e aos profissionais de saúde promoverem um trabalho educativo, esclarecendo a natureza do quadro, confirmando que ele não acarreta incapacidade física ou deformidades, e estimular o paciente a identificar os principais fatores precipitantes e perpetuadores de suas crises de piora da dor.

FISIOTERAPIA

Nesta área, algumas modificações ocorreram desde a publicação da 1ª edição desta obra. Observamos uma discussão científica mais aprofundada sobre o conhecimento dos recursos fisioterapêuticos em fibromialgia.

É importante compreender que lidar com a condição da fibromialgia requer dedicação e adaptação às mudanças. As pesquisas mundiais mostram resultados favoráveis e positivos na melhora e no controle dos sintomas. Mais importante que isso é perceber com satisfação e um sentimento de contentamento o (re)estabelecimento da saúde. Tudo isso pode ser facilitado pelo compromisso entre os profissionais de saúde capacitados e a pessoa com fibromialgia. O principal propósito dos profissionais da área da saúde é o cuidado às pessoas e, dessa forma, eles devem agir no auxílio à pessoa com fibromialgia durante o processo de mudança.

Parece que uma associação de intervenções terapêuticas (p. ex., terapia médica com fisioterapia e aprendizagem e/ou terapia psicológica) é o processo mais promissor para lidar com a síndrome da fibromialgia.[29-31]

As tomadas de decisões do fisioterapeuta são feitas de maneira individualizada para cada paciente, considerando-se as características únicas do paciente dentro do contexto em que vive e do modo como se relaciona com tal meio.

Um dos principais benefícios da Fisioterapia é analisar e intervir no movimento corporal e/ou na mobilidade humana, que capacitam a pessoa a realizar suas atividades diárias. Além disso, o movimento e uma postura corporal com conforto são constituintes essenciais de uma boa qualidade de vida em todos os seus aspectos, pois possibilitam a execução das atividades ocupacionais ou profissionais e de lazer desejáveis, com familiares e amigos.

A Fisioterapia tem sido bem indicada no tratamento da fibromialgia.[32,33] É procurada para a diminuição da dor, fadiga, fraqueza muscular e perturbações do sono, assim como a melhora do condicionamento físico dos pacientes com fibromialgia. Ela é importante particularmente entre aqueles com incapacidade severa produzida pela condição dolorosa crônica.[32] Um estudo publicado nos Estados Unidos recomenda alguns recursos terapêuticos da Fisioterapia para o tratamento da fibromialgia com base na Sociedade Norte-Americana da Dor (American Pain Society), sendo eles: a informação ou o conhecimento do paciente acerca da fibromialgia, relacionados com o apoio para a aquisição de atitudes e comportamentos de uma adaptação favorável da saúde; suporte no gerenciamento das atividades diárias e do estresse; relaxamento; cinesioterapia ou exercícios físicos e terapias passivas (p. ex., termoterapia e terapia por massagem).[33]

Com base em observações fisiológicas e clínicas, atualmente duas hipóteses teóricas são descritas como explanações das indicações dos recursos fisioterapêuticos no tratamento da fibromialgia.[34]

Houve destaque nos últimos anos sobre os estudos com foco na disfunção do sistema nervoso descendente inibitório da dor e na sensibilização central – "um controle do processamento de volume mais alto de dor", independente da intensidade do *input* nociceptivo –, indicando um limiar de dor baixo e uma amplificação dos sinais de dor em nível neuronal central.[35-37] A resposta da dor é amplificada (alodínea) frente a estímulos periféricos comuns no cotidiano (pressão mecânica, luz, som, frio, calor, substâncias químicas e estímulos elétricos). Alterações dos neurotransmissores podem acarretar aumento da percepção da dor, fadiga, disfunção do sono/humor e problemas de memória.[38] Nesse sentido, podem ser úteis algumas modalidades de eletrotermofototerapia e terapia por massagem, como moduladores da dor. As especificidades desses recursos são apresentadas na sequência do capítulo.

Outra hipótese teórica bastante discutida, que possui uma interação adjacente com a anterior, é a disfunção do sistema nervoso autônomo na fibromialgia,[39-41] caracterizada por uma mudança da resposta de estresse, envolvendo o eixo hipotálamo-pituitária-adrenal (HPA) e uma hiperatividade do sistema nervoso simpático. A ampla variabilidade dos sintomas gerais da fibromialgia pode estar ligada a essa disfunção, o que contribui para a redução da capacidade física. Os exercícios físicos terapêuticos podem agir na modulação do estresse, assim como os efeitos desses exercícios podem mediar a resposta de estresse.[34] Nesse sentido, são bem indicados os exercícios físicos terapêuticos ou cinesioterapia e hidroterapia, associados com o trabalho educativo ou os recursos da terapia cognitivo-comportamental. São apresentados em seguida, mais detalhadamente.

Ao considerar a mutidimensionalidade da síndrome de fibromialgia, os critérios de escolha dos recursos fisioterapêuticos devem vir de uma análise, com o paciente, das vantagens, desvantagens, riscos e preferências. A adoção de um único recurso pode produzir resultados apenas parciais, e, por outro lado, quando muitos recursos são utilizados simultaneamente sem um gerenciamento adequado, o corpo será sobrecarregado, prejudicando um tratamento efetivo. Por isso, é importante acompanhar os resultados terapêuticos ao longo do tempo e realizar os ajustes quando necessário.

Cinesioterapia

Cinesioterapia é a área da Fisioterapia que utiliza os exercícios físicos para o tratamento ou prevenção de doenças e a promoção da saúde.

Muitas pessoas com fibromialgia sofrem com os sintomas de dor, fadiga e rigidez, que contribuem para a instalação de um estilo de vida sedentário. Uma das características funcionais observadas comumente é a redução do nível de aptidão física, caracterizada por diminuição da capacidade em realizar exercícios físicos e aumento da tendência à fadiga em atividades diárias. É comum que o exercício físico seja difícil de ser realizado por muitos pacientes com fibromialgia em decorrência da dor induzida pelo exercício, especialmente para os pacientes com incapacidades severas. Um dos principais objetivos da cinesioterapia na fibromialgia é melhorar a tolerância à atividade física.

Pacientes tratados com exercícios físicos terapêuticos apresentam melhora dos sintomas da fibromialgia. O aumento do bem-estar dos pacientes é o principal resultado alcançado com os exercícios físicos terapêuticos. Além disso, há efeitos positivos na capacidade funcional, na dor e nos *tender points*.[42]

Recomendações:

- Ao considerar a variabilidade de sintomas e limitações físicas da fibromialgia, os critérios dos exercícios são individualizados a cada paciente de acordo com a avaliação inicial, a severidade dos sintomas, a tolerância à dor induzida pelo exercício, a motivação e preferências.
- No início, os exercícios ficam abaixo da capacidade do paciente e, gradualmente, a intensidade é aumentada até o final do nível moderado.
- Para graduar a intensidade, o fisioterapeuta equaciona, em conjunto com o paciente, a frequência semanal, a duração da atividade, a carga ou dose de estímulos impostos em cada exercício e o número de repetições e séries.
- Em termos de progressão do exercício, as flutuações da dor no dia a dia requerem ajustes apropriados; isto significa que pode não ser possível realizar um aumento linear da intensidade do exercício ao longo do tempo.
- Se os exercícios são feitos de maneira apropriada, não há agravamento dos sintomas. Uma dica é seguir o ritmo próprio do paciente.
- Muita cautela nos exercícios de alta intensidade; reflita sobre qual é o seu propósito. De modo geral, sabemos que as atividades físicas de alta intensidade não possuem finalidades terapêuticas nem funcionais.

- Recursos para o alívio da dor (p. ex., a eletrotermofototerapia) podem ser empregados se necessário, de forma útil, em conjunto com os exercícios.
- Cada tipo de exercício possui cuidados ou precauções e contraindicações específicas que necessitam de uma avaliação antes da decisão terapêutica.

Essas recomendações são válidas para a realização dos principais tipos de exercícios indicados no tratamento da fibromialgia, descritos em seguida.

Exercícios aeróbicos

Os exercícios aeróbicos promovem o aumento da capacidade energética do músculo, produzem uma adaptação cardiovascular e respiratória e refletem na resistência à fadiga.[43] São realizados movimentos contínuos e rítmicos de grandes grupos musculares. Esse tipo de exercício foi o mais estudado no tratamento da fibromialgia.

Os exercícios aeróbicos de intensidade baixa a moderada são altamente recomendados no tratamento da fibromialgia,[44] cujas técnicas mais simples incluem a caminhada em solo ou na esteira e a bicicleta estacionária,[45] e trazem resultados na melhora da qualidade de vida do paciente.[31,33,42,46] Para classificação da intensidade do exercício aeróbico, utiliza-se o seguinte critério:[44]

- Baixa intensidade: 50-70% da frequência cardíaca máxima.
- Moderada intensidade: 70-85% da frequência cardíaca máxima.
- Alta intensidade: 85-100% da frequência cardíaca máxima.

Cálculo da frequência cardíaca máxima = 220 – idade
Esse tipo de exercício pode ser realizado em meio terrestre ou aquático.

Exercícios de fortalecimento muscular

Os exercícios de fortalecimento muscular promovem o aumento da força e potência muscular, além do controle neuromuscular, refletindo na resistência à fadiga. O ganho de força dos principais grupos musculares parece facilitar a realização dos exercícios aeróbicos pelos pacientes com fibromialgia.[47]

Os exercícios de fortalecimento muscular de baixa a moderada intensidade são altamente recomendados no tratamento da fibromialgia. Em uma metanálise publicada na Alemanha, 246 pacientes incluídos em seis ensaios controlados randomizados realizaram exercícios de fortalecimento muscular em tratamentos de 17 semanas de duração em média.[44] Foram observados, também em outros três estudos, efeitos na melhora da qualidade de vida e força muscular dos pacientes.[48-50] Dados os resultados positivos desses estudos preliminares, são recomendadas mais pesquisas com boa qualidade metodológica.

No próximo capítulo, serão apresentadas orientações de alguns exercícios de fortalecimento muscular.

Exercícios de alongamento muscular

Os exercícios de alongamento muscular promovem o aumento da complacência muscular – altamente correlacionada com a flexibilidade.

Eles demonstram resultados benéficos no tratamento da fibromialgia.[44,51] Esse tipo de exercício não produz impacto do corpo no solo, permitindo o relaxamento dos músculos. Sua aplicabilidade prática é alta, o que reforça o nível de recomendação terapêutica.

O exercício de alongamento muscular deve ir até o limite leve a moderado de resistência da amplitude do movimento, não de dor. As manobras com massagem de liberação miofascial podem auxiliar nos exercícios de alongamento muscular.

Algumas orientações de exercícios de alongamento muscular são apresentadas no próximo capítulo.

Terapia manual

Terapia manual é a manipulação de tecidos corporais, músculos e ossos, pelas mãos ou por equipamentos, a fim de promover a recuperação da saúde.[52] Seus principais procedimentos são a massagem e a mobilização de articulações, que incluem várias técnicas com diferentes abordagens e linhas de pensamento.

Mobilização articular refere-se às técnicas de tratamento de disfunções articulares como rigidez, hipomobilidade articular reversível ou dor.[53] Sugere-se, portanto, que ela possa ser aplicada como método auxiliar à cinesioterapia na fibromialgia. Ainda não há evidência científica de sua eficácia e seus riscos na síndrome.

A massagem é o procedimento da terapia manual mais estudado na fibromialgia. Ela consiste da manipulação de tecidos moles com as mãos ou um aparelho mecânico. Pode produzir: diminuição da dor, relaxamento físico e mental, ativação do sistema de opioides endógenos, aumento da circulação sanguínea local, aumento da oxigenação muscular, estímulo da drenagem linfática, aumento da flexibilidade miofascial e diminuição das aderências do tecido conjuntivo.[54]

Esse recurso fisioterapêutico começou a ser mais bem estudado na fibromialgia nos últimos anos. Por causa das diferentes metodologias aplicadas nos estudos, os resultados têm sido controversos.[44,55] Recentemente, duas revisões sistemáticas mostraram benefícios imediatos da terapia por massagem na fibromialgia, sendo as principais técnicas pesquisadas: massagem de liberação miofascial, drenagem linfática manual, massagem do tecido conjuntivo e *shiatsu*.[56,57]

Cuidados com relação à intensidade do estímulo tátil precisam ser tomados ao procedê-la nos pacientes com fibromialgia. As precauções e contraindicações específicas da terapia manual precisam ser avaliadas antes da decisão terapêutica.

Hidroterapia

A hidroterapia ou fisioterapia aquática é uma área da Fisioterapia que utiliza os efeitos da imersão do corpo em piscina terapêutica com água geralmente morna, associada com exercícios físicos e atividades de relaxamento.[58]

A temperatura da água varia de aproximadamente 33 a 35°C para atividades físicas leves/moderadas e de relaxamento; e temperaturas mais baixas – 25 a 28°C – para atividades moderadas/intensas. Também são abordadas outras características da água usada para imersão – pela hipótese de produzirem efeitos terapêuticos diferenciados –, por exemplo, as águas do mar,[59] termais e mineromedicinais, discutidas especialmente em função do contexto ecológico em que a hidroterapia é realizada, como em estâncias hidrominerais.[60]

A temperatura aquecida e a ação das forças da água no corpo são estímulos que provocam mudanças fisiológicas importantes, como a redução dos níveis do marcador da interleucina (IL-8), que está associada ao aumento da nocicepção e ativação do sistema nervoso simpático na fibromialgia. O contato corporal com a água aquecida – como também em banhos termais – produz um aumento dos níveis plasmáticos de beta-endorfinas, o que explica seus efeitos analgésicos e antiespasmódicos, importantes no tratamento da fibromialgia.[34,61,62]

Os movimentos corporais no meio líquido são executados de maneira diferente dos realizados no solo, pois contêm as forças de empuxo, pressão hidrostática, turbulência, viscosidade da água, entre outras, o que pode trazer vantagens para a realização do exercício terapêutico nesse meio se comparado com o terrestre.[58]

É um recurso fisioterapêutico que vem sendo mais bem estudado nos últimos anos.[63-66] A hidroterapia apresenta benefícios no tratamento da fibromialgia, principalmente na redução da dor e melhora da qualidade de vida.[65] Uma recente revisão sistemática demonstrou os efeitos da fisioterapia aquática na melhora da capacidade funcional física e rigidez em tratamentos com mais de 20 semanas de duração.[66]

Os cuidados e precauções específicos da hidroterapia precisam ser avaliados antes da decisão terapêutica.

Eletroterapia, termoterapia e fototerapia

São recursos que aplicam vários tipos de energia física – elétrica, térmica ou luminosa – para fins terapêuticos, principalmente o alívio da dor. A eletrotermoterapia e a fototerapia são largamente usadas na prática clínica de fisioterapia em disfunções musculoesqueléticas. As suas vantagens incluem o caráter não invasivo e a administração em curto tempo, com menos contraindicações e efeitos adversos se comparados com a terapia medicamentosa. Exigem a presença de um fisioterapeuta especialista.[67]

Do ponto de vista fisiológico, a energia física pode modular o sistema sensorial.[68] Todo tipo de estímulo exteroceptivo é transformado em impulsos nervosos que trafegam pelos nervos periféricos e fazem surgir séries de eventos elétricos decodificados pelo SNC com base em parâmetros como: tipo, frequência, duração e intensidade do estímulo. A eletrotermofototerapia ativa diferentes mecanismos neurofisiológicos dependendo desses parâmetros. Há basicamente três sistemas de controle da dor: comporta espinal,[69] sistema de controle nociceptivo inibitório descendente[70] e sistema de opioides endógenos.[71]

No geral, a eletrotermofototerapia produz um estímulo exteroceptivo perceptível com sensações leves ou intensas; a primeira (sensação leve) ativa fibras nervosas aferentes A-β mielinizadas de grande diâmetro – o mecanismo mais importante de controle da dor na medula espinal (comporta da dor). A segunda (sensação intensa) inclui tipos de energia física que, predominantemente, ativam o sistema de controle nociceptivo inibitório descendente. Ambas ativam o sistema de opioides endógenos. No caso do *laser*, que não produz nenhuma sensação, a ação antinociceptiva parece envolver a ativação de sistemas de controle da dor descendentes.[68] O ultrassom pulsado aumenta a permeabilidade da membrana celular e melhora o consumo de energia intracelular, o que pode diminuir os efeitos metabólicos causados pela contração muscular sustentada que parece estar presente na fibromialgia.[32]

Algumas modalidades já foram utilizadas no tratamento da fibromialgia: energia luminosa (*laser*); energia elétrica (TENS, corrente interferencial associada com ultrassom – isto é, energia térmica na forma de calor profundo); energia térmica na forma de calor superficial (p. ex., o infravermelho). Apresentaram resultados positivos em curto prazo, principalmente na redução da dor.[67] Os estudos com estes recursos também cresceram nos últimos anos e são recomendadas mais evidências científicas de boa qualidade.

Esses recursos devem ser usados, quando necessário, em combinação com exercícios físicos, dado seu principal efeito na modulação da dor em curto prazo. Assim, é possível alcançar resultados satisfatórios do tratamento da fibromialgia em longo prazo. Como não há consenso na metodologia dos procedimentos terapêuticos dessas modalidades, os parâmetros devem ser ajustados de forma apropriada, com base na avaliação do fisioterapeuta especialista.

Outros

É comum surgirem novos métodos de exercícios físicos e de recursos fisioterapêuticos que se tornam rapidamente populares. Ainda não existem estudos com boa qualidade metodológica para confirmar os benefícios e riscos desses novos métodos. Como meio auxiliar para suas indicações terapêuticas, a avaliação das características cinesiológicas e metabólicas (isto é, que envolvem um trabalho de resistência, força, flexibilidade, capacidade aeróbica, entre outros) deve ser feita por fisioterapeuta capacitado e compartilhada com o paciente interessado.

REFERÊNCIAS BIBLIOGRÁFICAS

1. Turk DC, Okifuji A. Psychological approaches in pain management: what works? Curr Opin Anaesthesiol. 1998;11(5):547-52.
2. Heymann RE, Paiva Edos S, Helfenstein M, Jr., Pollak DF, Martinez JE, Provenza JR, et al. Brazilian consensus on the treatment of fibromyalgia. Rev Bras Reumatol. 2010;50(1):56-66.
3. Affaitati G, Costantini R, Fabrizio A, Lapenna D, Tafuri E, Giamberardino MA. Effects of treatment of peripheral pain generators in fibromyalgia patients. Eur J Pain. 2011;15(1):61-9.
4. Bennett RM. The rational management of fibromyalgia patients. Rheum Dis Clin North Am. 2002;28(2):181-99.
5. Harris RE, Clauw DJ, Scott DJ, McLean SA, Gracely RH, Zubieta JK. Decreased central mu-opioid receptor availability in fibromyalgia. J Neurosc. 2007;27(37):10000-6.
6. Pogatzki-Zahn EM, Englbrecht JS, Schug SA. Acute pain management in patients with fibromyalgia and other diffuse chronic pain syndromes. Curr Opin Anaesthesiol. 2009;22(5):627-33.
7. Hauser W, Bernardy K, Uceyler N, Sommer C. Treatment of fibromyalgia syndrome with antidepressants: a meta-analysis. JAMA. 2009;301(2):198-209.
8. Rao SG. The neuropharmacology of centrally-acting analgesic medications in fibromyalgia. Rheum Dis Clin North Am. 2002;28(2):235-59.
9. O'Malley PG, Balden E, Tomkins G, Santoro J, Kroenke K, Jackson JL. Treatment of fibromyalgia with antidepressants: a meta-analysis. J Gen Intern Med. 2000;15(9):659-66.
10. Carville SF, Arendt-Nielsen S, Bliddal H, Blotman F, Branco JC, Buskila D, et al. EULAR evidence-based recommendations for the management of fibromyalgia syndrome. Ann Rheum Dis. 2008;67(4):536-41.

11. Nuesch E, Hauser W, Bernardy K, Barth J, Juni P. Comparative efficacy of pharmacological and non- -pharmacological interventions in fibromyalgia syndrome: network meta-analysis. Ann Rheum Dis 2013;72(6):955-62.
12. Tofferi JK, Jackson JL, O'Malley PG. Treatment of fibromyalgia with cyclobenzaprine: A meta-analysis. Arthritis Rheum. 2004;51(1):9-13.
13. Russell IJ, Michalek JE, Xiao Y, Haynes W, Vertiz R, Lawrence RA. Therapy with a central alpha-2-adrenergic agonist [tizanidine] decreases cerebrospinal fluid substance P, and may reduce serum hyaluronic acid as it improves the clinical symptoms of the fibromyalgia syndrome. Arthritis Rheum. 2002;46(9):S614.
14. See S, Ginzburg R. Skeletal muscle relaxants. Pharmacotherapy. 2008;28(2):207-13.
15. Auchewski L, Andreatini R, Galduroz JC, de Lacerda RB. Evaluation of the medical orientation for the benzodiazepine side effects. Rev Bras Psiquiatr. 2004;26(1):24-31.
16. Perrot S, Russell IJ. More ubiquitous effects from non-pharmacologic than from pharmacologic treatments for fibromyalgia syndrome: a meta-analysis examining six core symptoms. Eur J Pain. 2014;18(8): 1067-80.
17. Waxman J, Zatzkis SM. Fibromyalgia and menopause. Examination of the relationship. Postgraduate medicine. 1986;80(4):165-7, 70-1.
18. Cuatrecasas G, Alegre C, Casanueva FF. GH/IGF1 axis disturbances in the fibromyalgia syndrome: is there a rationale for GH treatment? Pituitary. 2014;17(3):277-83.
19. Citera G, Arias MA, Maldonado-Cocco JA, Lazaro MA, Rosemffet MG, Brusco LI, et al. The effect of melatonin in patients with fibromyalgia: a pilot study. Clin Rheum. 2000;19(1):9-13.
20. Peixoto C, Devicari Cheda JN, Nardi AE, Veras AB, Cardoso A. The effects of dehydroepiandrosterone (DHEA) in the treatment of depression and depressive symptoms in other psychiatric and medical illnesses: a systematic review. Curr Drug Targets. 2014;15(9):901-14.
21. Figuerola ML, Loe W, Sormani M, Barontini M. Met-enkephalin increase in patients with fibromyalgia under local treatment. Funct Neurol. 1998;13(4):291-5.
22. Hauser W, Walitt B, Fitzcharles MA, Sommer C. Review of pharmacological therapies in fibromyalgia syndrome. Arthritis Res Ther. 2014;16(1):201.
23. Hauser W, Jung E, Erbsloh-Moller B, Gesmann M, Kuhn-Becker H, Petermann F, et al. The German fibromyalgia consumer reports - a cross-sectional survey. BMC Musculoskeletal Disorders. 2012;13:74.
24. Naumann J, Sadaghiani C. Therapeutic benefit of balneotherapy and hydrotherapy in the management of fibromyalgia syndrome: a qualitative systematic review and meta-analysis of randomized controlled trials. Arthritis Res Ther. 2014;16(4):R141.
25. Holdcraft LC, Assefi N, Buchwald D. Complementary and alternative medicine in fibromyalgia and related syndromes. Best Pract Res Clin Rheumatol. 2003;17(4):667-83.
26. Alarcon GS, Bradley LA. Advances in the treatment of fibromyalgia: current status and future directions. Am J Med Sci. 1998;315(6):397-404.
27. Falcão DM. Terapia cognitivo-comportamental. Rev Bras Reumatol. 2004;44(Supl1):S28-9.
28. Keel PJ, Bodoky C, Gerhard U, Muller W. Comparison of integrated group therapy and group relaxation training for fibromyalgia. Clin J Pain. 1998;14(3):232-8.
29. Adams N, Sim J. Rehabilitation approaches in fibromyalgia. Disabil Rehabil. 2005;27(12):711-23.
30. Hauser W, Bernardy K, Arnold B, Offenbacher M, Schiltenwolf M. Efficacy of multicomponent treatment in fibromyalgia syndrome: a meta-analysis of randomized controlled clinical trials. Arthritis Rheum. 2009;61(2):216-24.
31. Hauser W, Thieme K, Turk DC. Guidelines on the management of fibromyalgia syndrome - a systematic review. Eur J Pain. 2010;14(1):5-10.
32. Gur A. Physical therapy modalities in management of fibromyalgia. Curr Pharm Des. 2006;12(1):29-35.

33. Nijs J, Mannerkorpi K, Descheemaeker F, Van Houdenhove B. Primary care physical therapy in people with fibromyalgia: opportunities and boundaries within a monodisciplinary setting. Phys Ther. 2010;90(12): 1815-22.
34. Kulshreshtha P, Deepak KK. Autonomic nervous system profile in fibromyalgia patients and its modulation by exercise: a mini review. Clinical physiology and functional imaging. 2013;33(2):83-91.
35. Mense S. Muscle pain: mechanisms and clinical significance. Dtsch Arztebl Int. 2008;105(12):214-9.
36. Ablin K, Clauw DJ. From fibrositis to functional somatic syndromes to a bell-shaped curve of pain and sensory sensitivity: evolution of a clinical construct. Rheum Dis Clin North Am. 2009;35(2):233-51.
37. Clauw DJ, Arnold LM, McCarberg BH. The science of fibromyalgia. Mayo Clin Proc. 2011;86(9):907-11.
38. Becker S, Schweinhardt P. Dysfunctional neurotransmitter systems in fibromyalgia, their role in central stress circuitry and pharmacological actions on these systems. Pain Res Treat. 2012;2012(Article ID 741746).
39. Martinez-Lavin M, Infante O, Lerma C. Hypothesis: the chaos and complexity theory may help our understanding of fibromyalgia and similar maladies. Semin Arthritis Rheum. 2008;37(4):260-4.
40. Bradley LA. Pathophysiology of fibromyalgia. Am J Med. 2009;122(12 Suppl):S22-30.
41. Di Franco M, Iannuccelli C, Valesini G. Neuroendocrine immunology of fibromyalgia. Ann N Y Acad Sci. 2010;1193:84-90.
42. Busch AJ, Schachter CL, Overend TJ, Peloso PM, Barber KA. Exercise for fibromyalgia: a systematic review. J Rheum. 2008;35(6):1130-44.
43. Kisner C, Colby LA. Exercícios terapêuticos. São Paulo: Manole; 1998.
44. Winkelmann A, Hauser W, Friedel E, Moog-Egan M, Seeger D, Settan M, et al. Physiotherapy and physical therapies for fibromyalgia syndrome. Systematic review, meta-analysis and guideline. Schmerz. 2012; 26(3):276-86.
45. Thomas EN, Blotman F. Aerobic exercise in fibromyalgia: a practical review. Rheum Int. 2010;30(9): 1143-50.
46. Busch AJ, Barber KA, Overend TJ, Peloso PM, Schachter CL. Exercise for treating fibromyalgia syndrome. Cochrane Database Syst Rev. 2007(4):CD003786.
47. Brosseau L, Wells GA, Tugwell P, Egan M, Wilson KG, Dubouloz CJ, et al. Ottawa Panel evidence-based clinical practice guidelines for strengthening exercises in the management of fibromyalgia: part 2. Phys Ther. 2008;88(7):873-86.
48. Kelley GA, Kelley KS. Exercise improves global well-being in adults with fibromyalgia: confirmation of previous meta-analytic results using a recently developed and novel varying coefficient model. Clin Exp Rheumatol. 2011;29(6 Suppl 69):S60-2.
49. Busch AJ, Webber SC, Richards RS, Bidonde J, Schachter CL, Schafer LA, et al. Resistance exercise training for fibromyalgia. Cochrane Database Syst Rev. 2013;12:CD010884.
50. Berssaneti AA. Exercícios de alongamento e fortalecimento muscular no tratamento de pacientes com fibromialgia: um ensaio clínico randomizado. São Paulo: Universidade de São Paulo; 2010.
51. Matsutani LA, Assumpção A, Marques AP. Exercícios de alongamento muscular e aeróbico no tratamento da fibromialgia: estudo piloto. Fisioter Mov. 2012;25(2):411-8.
52. Musculoskeletal manipulations [database on the Internet]. MeSH Database. National Library of Medicine. 2002 [cited 2014/12/07].
53. Kisner C, Colby LA. Mobilização de articulações periféricas. In: Kisner C, Colby LA (eds.). Exercícios terapêuticos. São Paulo: Manole; 1998.
54. Marques AP, Yuan SLK, Matsutani LA, Sousa A. Avaliação e tratamento da fibromialgia em atletas. In: Mendonça LM, Oliveira RR (eds.). Sociedade Nacional de Fisioterapia Esportiva. PROFISIO - Programa de atualização em Fisioterapia Esportiva e Traumato-Ortopédica: Ciclo 4. Porto Alegre: Artmed Panamerica; 2014. p. 99-161.

55. Kalichman L. Massage therapy for fibromyalgia symptoms. Rheum Int. 2010;30(9):1151-7.
56. Yuan SL, Matsutani LA, Marques AP. Effectiveness of different styles of massage therapy in fibromyalgia: a systematic review and meta-analysis. Man Ther. 2014.
57. Li YH, Wang FY, Feng CQ, Yang XF, Sun YH. Massage therapy for fibromyalgia: a systematic review and meta--analysis of randomized controlled trials. PloS one. 2014;9(2):e89304.
58. Sacchelli T, Accacio LMP, Radl ALM. Fisioterapia aquática. Barueri: Manole; 2007.
59. de Andrade SC, de Carvalho RF, Soares AS, de Abreu Freitas RP, de Medeiros Guerra LM, Vilar MJ. Thalassotherapy for fibromyalgia: a randomized controlled trial comparing aquatic exercises in sea water and water pool. Rheum Int. 2008;29(2):147-52.
60. Pires RME. O termalismo tem lugar na Reumatologia nos dias atuais? Rev Bras Reumatol. 2008;46(2):161-2.
61. Staud R, Robinson ME, Weyl EE, Price DD. Pain variability in fibromyalgia is related to activity and rest: role of peripheral tissue impulse input. J Pain. 2010;11(12):1376-83.
62. Ortega E, Garcia JJ, Bote ME, Martin-Cordero L, Escalante Y, Saavedra JM, et al. Exercise in fibromyalgia and related inflammatory disorders: known effects and unknown chances. Exerc Immunol Rev. 2009; 15:42-65.
63. McVeigh JG, McGaughey H, Hall M, Kane P. The effectiveness of hydrotherapy in the management of fibromyalgia syndrome: a systematic review. Rheum Int. 2008;29(2):119-30.
64. Perraton L, Machotka Z, Kumar S. Components of effective randomized controlled trials of hydrotherapy programs for fibromyalgia syndrome: A systematic review. J Pain Res. 2009;2:165-73.
65. Langhorst J, Musial F, Klose P, Hauser W. Efficacy of hydrotherapy in fibromyalgia syndrome - a meta--analysis of randomized controlled clinical trials. Rheumatology (Oxford). 2009;48(9):1155-9.
66. Lima TB, Dias JM, Mazuquin BF, da Silva CT, Nogueira RM, Marques AP, et al. The effectiveness of aquatic physical therapy in the treatment of fibromyalgia: a systematic review with meta-analysis. Clin Rehabil. 2013;27(10):892-908.
67. Ricci NA, Dias CN, Driusso P. The use of electrothermal and phototherapeutic methods for the treatment of fibromyalgia syndrome: a systematic review. Rev Bras Fisioter. 2010;14(1):1-9.
68. Casale R, Atzeni F, Sarzi-Puttini P. Neurophysiological background for physical therapies in fibromyalgia. Reumatismo. 2012;64(4):238-49.
69. Wall PD. The gate control theory of pain mechanisms. A re-examination and re-statement. Brain. 1978;101(1):1-18.
70. Heinricher MM, Tavares I, Leith JL, Lumb BM. Descending control of nociception: Specificity, recruitment and plasticity. Brain Res Rev. 2009;60(1):214-25.
71. Dacher M, Nugent FS. Opiates and plasticity. Neuropharmacology. 2011;61(7):1088-96.

4

Exercícios de alongamento e de fortalecimento muscular

Ana Assumpção
Amélia Pasqual Marques
Luciana Akemi Matsutani

Os exercícios terapêuticos têm sido descritos como um dos principais recursos para manejo da fibromialgia, com fortes evidências científicas de melhora na dor, sintomas e qualidade de vida,[1-4] como visto no capítulo anterior.

Nossa experiência clínica com pacientes com fibromialgia tratados com exercícios de alongamento e de fortalecimento muscular mostra resultados positivos como melhora da intensidade da dor e qualidade de vida. Essas modalidades devem ser conduzidas com peculiaridade nos pacientes com fibromialgia.

Neste capítulo, apresentamos duas sugestões de séries de exercícios para pacientes com fibromialgia: alongamento e fortalecimento, bem como dicas e formas de realizar os exercícios terapêuticos com esses pacientes.

EXERCÍCIOS DE ALONGAMENTO

Como visto no capítulo anterior, os exercícios de alongamento são uma forma de abordagem fisioterapêutica para pacientes com fibromialgia. Eles promovem relaxamento muscular, aumento de flexibilidade e, quando bem orientados, melhoram o alinhamento postural. Nossa experiência clínica e de pesquisa reforça nossa indicação como modalidade terapêutica indicada.

Neste capítulo, sugerimos uma série de exercícios de alongamento que podem ser realizados em terapia e orientados para casa. É importante ressaltar que eles devem ser prescritos individualmente, após a avaliar o paciente e traçar os objetivos da fisioterapia. Os exercícios devem ser, ao menos inicialmente, supervisionados.

Cada um dos exercícios deve ser realizado entre 4 e 5 repetições, podendo ser iniciado com três séries. As posturas de alongamento devem ser mantidas por 30 segundos e, conforme orientação do Colégio Americano de Medicina do Esporte (CAME), sustentadas em posição de médio desconforto.[5]

EXERCÍCIOS

Exercício 1

Objetivo: alongar a musculatura da coluna lombar e glúteos, relaxar e posicionar a região lombar para a realização de todos os exercícios.

Descrição: deitar em decúbito dorsal, apoiar a cabeça em local baixo, por exemplo um lençol dobrado. Flexionar os quadris e joelhos, trazendo-os em direção ao peito. Manter os tornozelos em dorsiflexão.

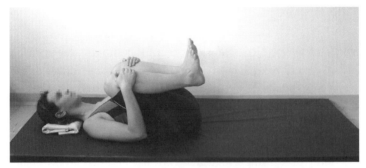

Figura 4.1 Alongamento da coluna lombar e dos glúteos.

Exercício 2

Objetivo: alongar os músculos da coluna, da coxa e da panturrilha.

Descrição: deitar em decúbito dorsal, flexionar quadril e joelho direitos, levando em direção ao peito. Sustentar a posição com ajuda das mãos. Certificar-se de que a cabeça e a região lombar estão totalmente apoiadas no colchão. Respirar calmamente. Repetir o movimento com o outro membro inferior.

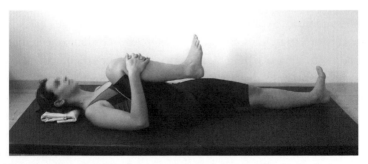

Figura 4.2 Alongamento da coluna, da coxa e da panturrilha.

Exercício 3

Objetivo: alongar os músculos da cadeia posterior (coluna, isquiotibiais, tríceps).
Descrição: deitar em decúbito dorsal, com os dois pés apoiados. Estender um dos joelhos e manter a dorsiflexão do tornozelo. Cuidar para que a lombar e a cabeça permaneçam no chão.

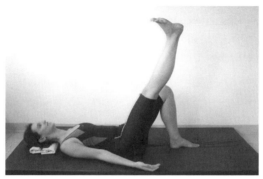

Figura 4.3 Alongamento de músculos da cadeia posterior.

Exercício 4

Objetivo: alongar os músculos da cadeia posterior (coluna, isquiotibiais, tríceps).
Descrição: deitado em decúbito dorsal, manter um dos membros inferiores estendidos e flexionar o quadril contralateral ao máximo. Em seguida, estender os dois joelhos e realizar a dorsiflexão dos tornozelos no máximo possível. Como anteriormente, cuidado para que a coluna e a cabeça não saiam do chão.

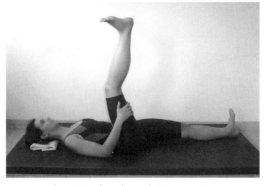

Figura 4.4 Alongamento de músculos da cadeia posterior.

Exercício 5

Objetivo: perceber o ritmo lombopélvico e alongar a cadeira anterointerna da bacia.

Descrição: deitar em decúbito dorsal, posicionar os membros superiores de forma que as palmas das mãos se voltem para o teto. Com os joelhos e quadris flexionados, juntar as plantas dos pés e abduzir as coxas. Primeiro realizar uma anteversão de pelve e encostar o cóccix no chão. Nesta posição, naturalmente a coluna lombar desencosta do chão. Manter por 30 segundos. Em seguida, realizar a retroversão da pelve, cuidando para que, nesta postura, toda a coluna encoste no chão. Respirar calmamente.

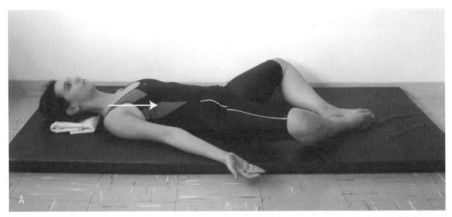

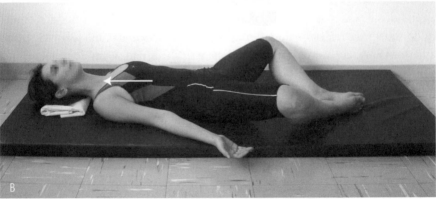

Figura 4.5 A e B: Alongamento da cadeia anterointerna da bacia.

Exercício 6

Objetivo: alongar os músculos dos membros superiores e lateral do tronco.

Descrição: deitado em decúbito dorsal, com os joelhos flexionados e os pés e a coluna totalmente apoiados no chão, elevar os braços ao máximo, com os cotovelos estendidos e palmas das mãos abertas. Certificar-se de que a cabeça e a coluna estão apoiadas. Na volta do exercício, o paciente poderá flexionar os cotovelos.

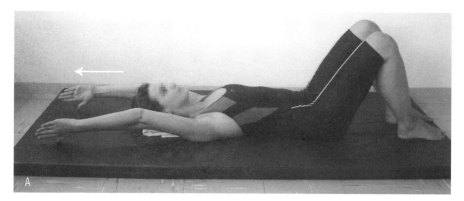

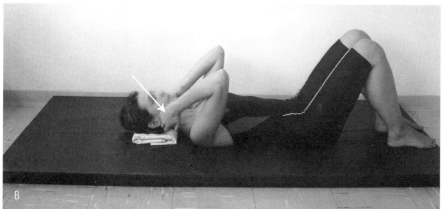

Figura 4.6 A e B: Alongamento dos membros superiores e do tronco.

Exercício 7

Objetivo: alongar glúteos.

Descrição: deitado em decúbito dorsal, cruzar um dos membros inferiores sobre o outro, realizando a rotação lateral de quadril (em posição de 4). Retirar o membro inferior contralateral do apoio e sustentar a postura no tempo de alongamento.

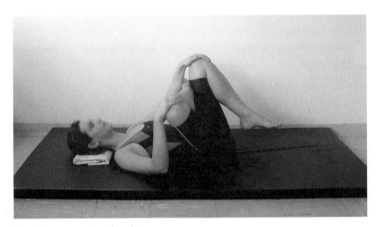

Figura 4.7 Alongamento de glúteos.

Exercício 8

Objetivo: alongar o diafragma por meio da respiração.

Descrição: deitado em decúbito dorsal, flexionar joelhos e quadris e apoiar os pés. Posicionar os membros superiores em posição anatômica, com as palmas das mãos voltadas para o teto. Inspirar expandindo o tórax e expirar fechando as costelas, apoiando bem a coluna no chão. Neste exercício, a percepção corporal é muito importante e pode ser estimulada colocando-se uma bolinha de papel na região lombar alta, ou onde houver o maior encurtamento, e apertando-a na expiração. Tomar cuidado com o posicionamento da cabeça.

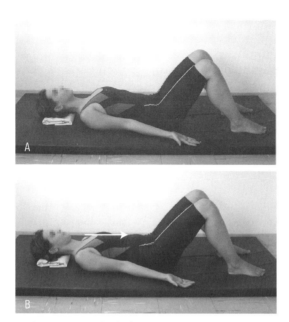

Figura 4.8 A e B: Alongamento de diafragma.

Exercício 9

Objetivo: alongar a cadeia posterior sentado para se preparar para os exercícios posteriores.

Descrição: sentar com os membros inferiores estendidos e tronco apoiado. Deixar o tronco ereto e o apoio nos ísquios. Em seguida, dorsifletir os tornozelos.

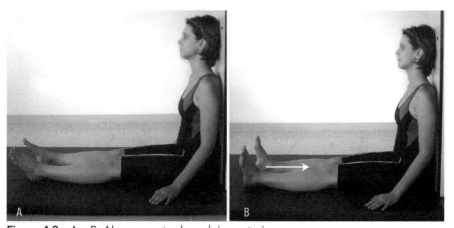

Figura 4.9 A e B: Alongamento de cadeia posterior.

Exercício 10

Objetivo: alongar todos os músculos posteriores (pés, pernas, coxa, coluna) e braços.

Descrição: posicionar-se como no exercício anterior e, ao dorsifletir os tornozelos, realizar a elevação dos membros superiores.

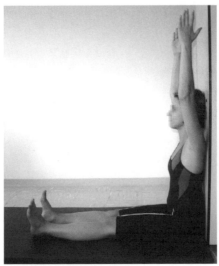

Figura 4.10 Alongamento dos músculos posteriores.

Exercício 11

Objetivo: alongar intensamente os músculos posteriores (pés, pernas, coxa e coluna).

Descrição: iniciar este exercício posicionando-se como no exercício 9. Em seguida, realizar a flexão de tronco, levando as mãos em direção aos pés.

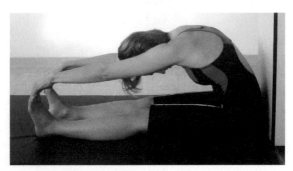

Figura 4.11 Alongamento dos músculos posteriores.

Exercício 12

Objetivo: alongar os músculos posteriores, com ênfase na musculatura lateral dos membros inferiores.

Descrição: sentar sobre os ísquios, com os membros inferiores estendidos e abduzidos e tornozelos dorsifletidos. Flexionar o tronco em direção a um dos membros inferiores e manter por 30 segundos. Alternar a flexão de tronco para o lado direito e depois para o esquerdo. Repetir 4 ou 5 vezes para cada lado.

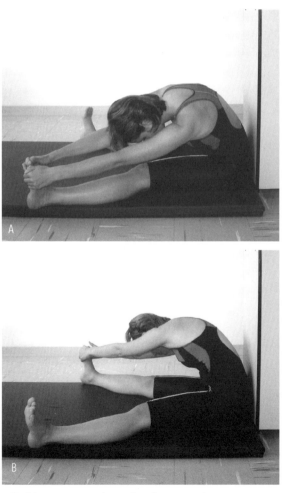

Figura 4.12 A e B: Alongamento dos músculos posteriores.

Exercício 13

Objetivo: alongar os músculos da cadeia anterior do braço e fibras superiores do trapézio.

Descrição: sentar em um banco ou cadeira, com os pés apoiados no chão, os joelhos flexionados e o tronco ereto. Posicionar os membros superiores em posição anatômica, com extensão máxima de cotovelo e punho e palmas das mãos abertas. Inclinar a cabeça para um dos lados e sustentá-la com a mão do mesmo lado. Realizar dos dois lados.

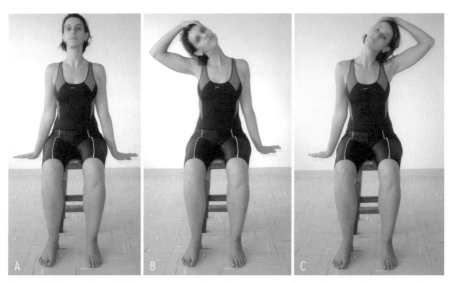

Figura 4.13 A, B e C: Alongamento da cadeia anterior (braço) e das fibras superiores (trapézio).

Exercício 14

Objetivo: alongar os músculos dos membros superiores e lateral do tronco.

Descrição: posicionar o paciente como no exercício anterior, com os membros superiores ao lado do tronco e as palmas das mãos voltadas para o corpo. Elevar os braços no plano da escápula. Cuidar para que as curvas da coluna não se acentuem e as escápulas sejam deprimidas durante o movimento.

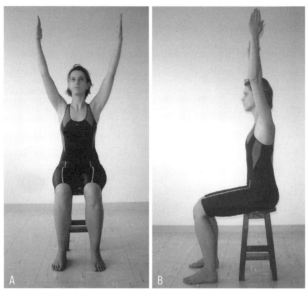

Figura 4.14 A e B: Alongamento dos membros superiores e da lateral do tronco.

Exercício 15

Objetivo: alongar peitorais.

Descrição: sentar-se como nos exercício anteriores, colocar as duas mãos atrás da cabeça e afastar os cotovelos.

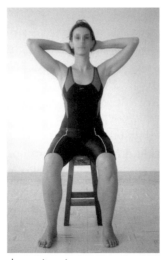

Figura 4.15 Alongamento dos peitorais.

Exercício 16

Objetivo: alongar os músculos rotadores laterais dos ombros.
Descrição: sentar-se como descrito anteriormente. Levar uma das mãos à coluna, com o dorso da mão encostado no tronco. Levar o polegar o mais alto possível, podendo ser auxiliado pela outra mão.

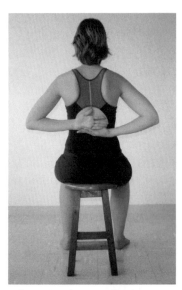

Figura 4.16 Alongamento dos músculos rotadores.

EXERCÍCIOS DE FORTALECIMENTO

O fortalecimento muscular, uma importante modalidade terapêutica na melhora da dor, intensidade de sintomas e qualidade de vida de pacientes com fibromialgia, tem sido sugerido em pesquisas recentes.[1,2,3,4]

Embora alguns autores sugiram que esses exercícios possam ser realizados da mesma forma que em indivíduos saudáveis, indicamos que eles sejam modulados sempre pela dor e pela percepção de esforço pelos pacientes. O incremento de carga e aumento de repetições deve vislumbrar o fortalecimento muscular, respeitando os limites estabelecidos pela síndrome e percebidos pelos pacientes. Geralmente, nessas condições, a evolução ocorrerá de forma mais gradual e lenta, mas sem retrocessos e abandono dos exercícios.

Segundo o CAME, o treino de fortalecimento deve ser realizado em, ao menos, uma série de oito repetições,[5,6] aumentando-se o número de repetições e/ou carga. Nossa experiência sinaliza para a importância da percepção corporal do alinhamento correto. Se necessário, iniciar os exercícios sem carga extra, somente o peso do segmento corporal.

A seguir, descrevemos uma série de fortalecimento global.

PROGRAMA DE FORTALECIMENTO

Exercício 1

Objetivo: fortalecer quadríceps.

Descrição: sentar na maca (ou local alto), com um dos pés apoiados e o outro suspenso. Realizar a extensão do joelho. Cuidado com o posicionamento da coluna lombar sentado e durante o exercício.

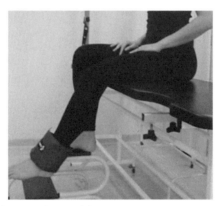

Figura 4.17   Fortalecimento de quadríceps.

Exercício 2

Objetivo: fortalecer os flexores de cotovelo.
Descrição: sentar na maca, com os pés apoiados. Realizar a flexão de cotovelo. Cuidado com o posicionamento da coluna lombar sentado e durante o exercício.

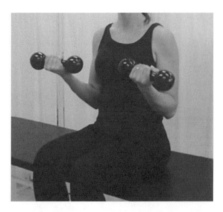

Figura 4.18   Fortalecimento de flexores de cotovelo.

Exercício 3

Objetivo: fortalecer o tríceps do braço.
Descrição: deitar na maca com os membros inferiores flexionados e apoiados. Com o ombro posicionado a 90º de flexão, realizar o movimento de flexão e extensão de cotovelo.

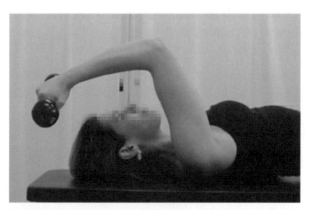

Figura 4.19   Fortalecimento de tríceps do braço.

Exercício 4

Objetivo: fortalecer peitorais.

Descrição: deitar na maca com os membros inferiores flexionados e apoiados. Com os ombros posicionados a 90º de flexão, realizar os movimentos de adução e abdução de ombros (flexão anterior).

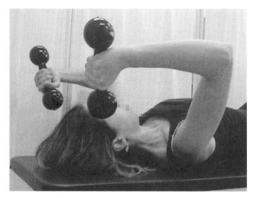

Figura 4.20 Fortalecimento de peitorais.

Exercício 5

Objetivo: fortalecer os flexores de quadril.

Descrição: deitar na maca com um dos membros inferiores flexionado e apoiado. Elevar o outro membro inferior, completamente estendido, até a altura do outro joelho. Cuidado com o posicionamento da coluna lombar. Manter o abdome contraído.

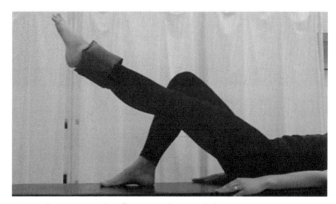

Figura 4.21 Fortalecimento dos flexores de quadril.

Exercício 6

Objetivo: fortalecer os adutores de quadril.
Descrição: deitar na maca de lado, com o membro inferior de cima apoiado. Estender o membro inferior de baixo e elevar do apoio da maca. Cuidado com o posicionamento da coluna.

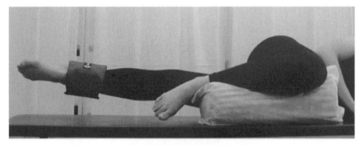

Figura 4.22 Fortalecimento de adutores de quadril.

Exercício 7

Objetivo: fortalecer os abdutores de quadril.
Descrição: deitar na maca de lado, com o membro inferior de baixo flexionado. Estender o membro inferior de cima e abduzir o quadril na direção do teto. Não deixar o paciente associar a flexão de quadril. Cuidado com o posicionamento da coluna.

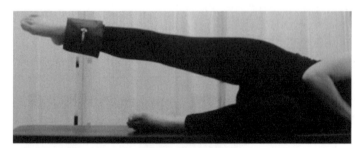

Figura 4.23 Fortalecimento de abdutores de quadril.

Exercício 8

Objetivo: fortalecer os glúteos.

Descrição: deitar na maca em decúbito dorsal (barriga para cima), com os membros inferiores flexionados. Subir o quadril em direção ao teto. Não tensionar a cervical.

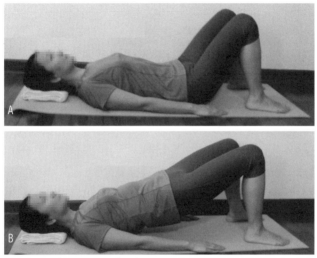

Figura 4.24 A e B: Fortalecimento de glúteos.

Exercício 9

Objetivo: fortalecer romboides.

Descrição: posicionar-se em pé, com flexão anterior de tronco e apoiado em anteparo. Com o cotovelo fletido a 90°, realizar a extensão de ombro, realizando um movimento de adução de escápula. Para o entendimento do movimento, é necessário posicionar a mão na escápula e simular o exercício.

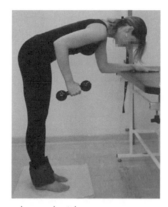

Figura 4.25 Fortalecimento de romboides.

Exercício 10

Objetivo: fortalecer o tríceps da perna.

Descrição: posicionar-se em pé, com as mãos levemente apoiadas, realizar a plantiflexão do tornozelo, ou seja, subir na ponta dos pés.

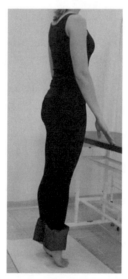

Figura 4.26 Fortalecimento de tríceps da perna.

REFERÊNCIAS BIBLIOGRÁFICAS

1. Busch AJ, Barber KA, Overend TJ, Peloso PM, Schachter CL. Exercise for treating fibromyalgia syndrome. Cochrane Database Syst Rev. 2007;17;(4):CD003786.
2. Busch AJ, Schachter CL, Overend TJ, Peloso PM, Barber KA. Exercise for fibromyalgia: a systematic review. J Rheumatol. 2008;35:1130-44.
3. Jones KD, Liptan GL Exercise interventions in fibromyalgia: clinical applications from the evidence. Rheum Dis Clin North Am. 2009;35(2):373-91.
4. Jones KD, Adams D, Winters-Stone K, Burckhardt CS. A comprehensive review of 46 exercise treatment studies in fibromyalgia (1988-2005). Health Qual Life Outcomes. 2006;4:67.
5. American College of Sports Medicine. American College of Sports Medicine Position Stand. The recommended quantity and quality of exercise for developing and maintaining cardiorespiratory and muscular fitness, and flexibility in healthy adults. Med Sci Sports Exerc. 1998;30:975-91.
6. American College of Sports Medicine. American College of Sports Medicine position stand. Progression models in resistance training for healthy adults. Med Sci Sports Exerc. 2009;41:687-708.

5

Trabalho educativo e autoajuda dos pacientes

Amélia Pasqual Marques
Ana Assumpção

VERIFIQUE SE VOCÊ É FIBROMIÁLGICO

Responda às perguntas e preencha os questionários para verificar se você é fibromiálgico.
- Você tem dor há mais de três meses?
- Você tem sono repousante?
- Você tem dor no lado direito e esquerdo do seu corpo? Assinale na figura abaixo os locais em que você tem dor.

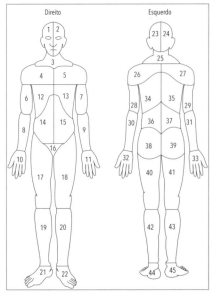

Figura 5.1 Mapa de dor. Modificado de McBeth J.[1]

Índice de Dor Generalizada (IDG)

Indique com um X se sentiu dor ou fraqueza durante os últimos sete dias em cada uma das áreas listadas abaixo. Certifique-se de marcar o lado esquerdo e o direito separadamente.

Ombro esquerdo	( )	Ombro direito	( )
Braço esquerdo	( )	Braço direito	( )
Antebraço e mão esquerda	( )	Antebraço e mão direita	( )
Quadril esquerdo	( )	Quadril direito	( )
Coxa esquerda	( )	Coxa direita	( )
Perna esquerda	( )	Perna direita	( )
Mandíbula esquerda	( )	Mandíbula direita	( )
Região peitoral	( )	Abdome	( )
Parte superior das costas	( )	Lombar	( )
Pescoço	( )		
Total: _____			

I. Usando a escala abaixo, indique para cada item qual a gravidade do problema durante a última semana.
0: Nenhum problema.
1: Leve: problema leve ou às vezes presente ou quase nenhum problema.
2: Moderado: geralmente presente e/ou de nível médio; problema considerável.
3: Severo: problema sempre presente, contínuo, que atrapalha a rotina diária.

Fadiga (cansaço ao realizar atividades)	0	1	2	3
Acordar cansado	0	1	2	3
Dificuldade de pensamento ou memória	0	1	2	3

II. Durante os últimos 6 meses apresentou algum destes sintomas?

Dores de cabeça	Sim ( )	Não ( )
Dor ou cãibras no abdome	Sim ( )	Não ( )
Depressão	Sim ( )	Não ( )

Os sintomas listados nos itens I e II estiveram presentes nos últimos 3 meses?
☐ Sim ☐ Não

Escala de severidade dos sintomas (SS). Possui estes sintomar somáticos nos últimos 6 meses:

Dor muscular ( )	Náuseas ( )	Úlceras orais ( )
Síndrome do intestino irritável ( )	Nervosismo ( )	Perda/mudança no paladar ( )
Fadiga/cansaço ( )	Dor no peito ( )	Convulsão ( )
Pensando/lembrando problemas ( )	Visão turva ( )	Olhos secos ( )
Fraqueza muscular ( )	Febre ( )	Falta de fôlego ( )
Dor de cabeça ( )	Diarreia ( )	Perda de apetite ( )
Dor/cólica abdominal ( )	Boca seca ( )	Erupção cutânea ( )
Dormência/formigamento ( )	Coceira ( )	Sensibilidade ao sol ( )
Tontura ( )	Respiração ofegante ( )	Dificuldades de audição ( )
Insônia ( )	Fenômeno de Raynaud ( )	Facilidade de contusão ( )
Depressão ( )	Urticária/equimoses ( )	Perda de cabelo ( )
Constipação ( )	Zumbido nos ouvidos ( )	Micção frequente ( )
Dor no abdome superior ( )	Vômitos ( )	Micção dolorosa ( )
	Azia ( )	Espasmos da bexiga ( )

Verifique a pontuação das suas respostas
Índice de Dor Generalizada (IDG): valor maior ou igual a 7 indica a presença de fibromialgia.
Escala de severidade dos sintomas (SS): valor maior ou igual a 5 indica a presença de fibromialgia.

É importante salientar que você pode deixar de ser fibromiálgico a qualquer momento.

A IMPORTÂNCIA DOS PROGRAMAS EDUCATIVOS

Educação de pacientes é definida pela Arthritis and Musculoskeletal Patients Education Standards como "planejamento e experiências de aprendizado organizadas, propostas para facilitar voluntariamente a adoção de comportamentos ou crenças que conduzam para um estado saudável" (Burckhardt et al., 1994).[2]

Os programas de educação ao paciente têm sido desenvolvidos no tratamento de outras condições crônicas, como a artrite reumatoide, como complemento dos tratamentos convencionais (Riemsma et al., 2002; Bodenheimer et al., 2002).[3,4] Nesse sentido, os resultados sugerem que, embora a abordagem educativa isoladamente não mostre efeitos significativos sobre a dor e sensibilidade dolorosa nos *tender points*, ela pode influenciar de forma positiva na melhora da qualidade de vida dos pacientes com fibromialgia e ser utilizada como integrante do tratamento fisioterapêutico.

Esta abordagem reforça ainda a importância do papel da relação estabelecida entre o fisioterapeuta e o paciente e o conceito denominado *locus of control*, que foi desenvolvido para explicar as expectativas que os sujeitos têm em controlar fatores que podem influenciar a sua doença, o que é um exemplo dessa relação. Estudo de Pastor et al.[5] demonstrou que os pacientes com fibromialgia acreditavam que o controle de seus sintomas dependia de fatores externos (*locus of control* externo), ou seja, dos cuidados de outras pessoas, familiares, amigos ou profissionais da saúde e, principalmente, de eventos que ocorriam ao acaso; isso significa que seus sintomas eram percebidos como não controláveis e que, portanto, eles não eram capazes de influenciar sua própria condição. Outrossim, isso estava relacionado aos relatos de maior incapacidade funcional, além de ansiedade e depressão.

Ao comparar os pacientes com fibromialgia com outras condições crônicas reumatológicas, como artrite reumatoide e osteoartrite, os autores verificaram que tais pacientes, diferentemente, acreditavam que podiam influenciar sua condição (*locus of control* interno). Esse fato foi relacionado à provável influência exercida no paciente pelo profissional da saúde, que enfatizava a importância da realização de exercícios (o que implicava um autocuidado), que eram percebidos como um benefício para a melhora da própria condição.

Esse autocuidado também pode ser entendido como automanejamento, ou seja, os comportamentos que as pessoas usam para manejar suas condições e conseguir ou manter uma boa qualidade de vida.

APRENDENDO A CONVIVER COM A FIBROMIALGIA

O processo educativo é de suma importância no controle dos sintomas, e ensinar o paciente a conviver com a fibromialgia é um desafio para os profissionais da saúde.

Porém, o que dizer a alguém que acorda com dor, fadiga, indisposição, relatando não ter dormido bem e sem ânimo para enfrentar o dia? Talvez possamos começar por identificar com o paciente como é o seu dia e, após o relato, dar algumas dicas de como minimizar e enfrentar esse desafio.

Pessoas com fibromialgia devem desenvolver seu próprio estilo, e o profissional da saúde tem o papel de orientar e estimular as mudanças e, com isso, introduzir hábitos saudáveis de vida. Além disso, é necessário estimular e orientar os pacientes sobre os aspectos da síndrome, controle dos sintomas etc.

A seguir são sugeridas algumas atividades e orientações que podem ser desenvolvidas com os fibromiálgicos.

- Desenvolver atividades em grupo, como exercícios, caminhadas, atividades sociais e de lazer etc.
- Salientar a importância de se ter um bom estilo de vida.
- Melhorar a atitude frente à doença.
- Assumir atitudes positivas.
- Desenvolver algum tipo de trabalho (remunerado ou voluntário).

- Confiar em si mesmo e desenvolver uma autoimagem positiva.
- Praticar uma atividade física regularmente.
- Criar rotinas no dia a dia do paciente.
- Manter as atividades sociais.
- Saber tudo sobre a fibromialgia: o que é verdade e o que é mentira.
- Estabelecer metas na vida e em relação à fibromialgia.

Além disso, os profissionais da saúde devem orientar os pacientes a controlar os sintomas. Para tanto, sugerimos algumas dicas a seguir.

Dicas para melhorar o sono

O distúrbio do sono é bastante frequente em pessoas com fibromialgia. Acredita-se que a ausência de sono restaurador é um fator agravante nos sintomas de dor e fadiga. Portanto, é importante buscar sempre uma melhor qualidade de sono.

- O quarto é um lugar especial para descansar, e não uma extensão do trabalho, da sala. Não ir para a cama sem sono.
- O ambiente deve ser preparado para a noite de sono. Eliminar os excessos de calor, frio, luminosidade e barulho. O local para deitar-se deve ser confortável.
- Dar preferência a comidas leves no período que antecede o sono. Comer e beber excessivamente antes de dormir pode causar indigestão e ser motivo de insônia.
- Embora muitas pessoas pensem o contrário, bebida alcoólica pode dificultar o sono.
- É importante tomar cuidado com alimentos que contenham cafeína ou outras substâncias estimulantes, como café, chá-mate ou preto. Dar preferência a chás claros.
- Dormir é uma atividade extremamente importante, por isso necessita de preparo. Oriente seu paciente a relaxar, não pensar em problemas, escolher programas de televisão ou leituras agradáveis.
- Praticar atividade física (exercícios, caminhada, alongamento, hidroginástica) com frequência.
- A dor que "acorda" o paciente durante a noite pode também estar relacionada com o tipo de colchão, travesseiro e a posição em que dorme. Sugestão: colchão de espuma com densidade 28 ou 33. A altura ideal do travesseiro depende também da posição em que o paciente preferencialmente dorme; nesse caso, para manter-se em decúbito lateral, o travesseiro deve ter aproximadamente a distância entre o ombro e a cabeça. Já em decúbito dorsal, o travesseiro não

deve ser alto para não causar uma flexão excessiva do pescoço. Não é aconselhável dormir em decúbito ventral, por causa da rotação excessiva com extensão da cabeça.

Aprendendo a solucionar: fazer um registro diário do sono; identificar as possíveis causas do mau sono; por último, descrever as soluções. Aproveite as dicas dadas.

Dicas para controlar a fadiga

Assim como o distúrbio do sono, a fadiga é um sintoma bastante frequente na fibromialgia, relatada por Wolfe et al.[6] como presente em 75% dos fibromiálgicos. Sendo assim, é importante orientar os pacientes a buscar o controle do cansaço. Algumas dicas podem ser sugeridas:

- O primeiro passo é identificar as situações que pioram a fadiga.
- Evitar as atividades que promovem cansaço. Se não for possível, alternar as atividades mais cansativas com outras mais leves.
- Evitar situações estressantes. Às vezes, a fadiga é também mental.
- Praticar uma atividade física regularmente. Para isso, é imprescindível que o indivíduo goste da atividade. Assim, dê várias alternativas: caminhada, hidroginástica, exercícios físicos, condicionamento etc.
- O início da atividade física deve ser lento e gradual. Os alongamentos também devem fazer parte da atividade física ou sempre que sentir tensão muscular.
- As atividades no serviço de casa ou do trabalho não substituem a atividade física regular.
- É essencial que o paciente conheça e respeite seus limites.
- Oriente pausas durante as atividades do dia. Os horários das refeições devem ser respeitados.
- Se possível, fazer relaxamentos e descansos no meio do dia.
- Procurar dormir bem.

Aprendendo a solucionar: fazer um registro diário da fadiga; identificar suas possíveis causas; por último, descrever as soluções. Aproveite as dicas dadas.

Dicas para controlar a dor

Com muita frequência, os indivíduos com fibromialgia procuram um fisioterapeuta para resolver algo que os incomoda e, na maioria das vezes, a dor é a principal queixa. Diante desse quadro, além das medidas terapêuticas para a dor, é importante que o próprio paciente controle esse sintoma. A seguir algumas dicas:

- Os sintomas da fibromialgia podem ser controlados como acontece com a dor de cabeça, a dor na coluna etc.
- Identificar as situações que pioram a dor; muitas vezes são atividades físicas excessivas e estresse emocional. Evitar essas situações.
- Os profissionais sozinhos não têm a solução para dores e outros sintomas. O paciente necessita adquirir uma atitude positiva frente à síndrome, desenvolver bons pensamentos e hábitos saudáveis.
- O corpo do fibromiálgico está impregnado de estímulos dolorosos. É importante que ele receba outras sensações como as provenientes de exercícios físicos (caminhada, alongamento, natação, hidroginástica), de relaxamento, massagem etc.
- Ensine medidas analgésicas que possam ser realizadas em casa, como usar uma bolsa de água quente, fazer uma automassagem, relaxamento e posicionamentos de alívio.

Dicas de automassagem

Automassagem de trapézios: essa região é uma das mais doloridas em pacientes fibromiálgicos. Oriente para que segure firme na região dos trapézios superiores e aperte, obtendo relaxamento e alívio da dor.

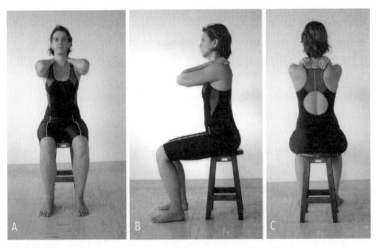

Figura 5.2 A, B e C: Automassagem de trapézios.

Automassagem dos pés: para alívio das dores nos pés e relaxamento muscular, posicionar uma bolinha de tênis na superfície plantar e movê-la por toda a extensão do pé várias vezes.

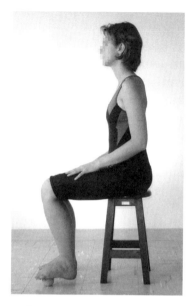

Figura 5.3 Automassagem dos pés.

Aprendendo a solucionar: fazer um registro diário da dor; identificar as possíveis causas; por último, descrever as soluções. Aproveite as dicas dadas.

Dicas para controlar a ansiedade e o estresse

A ansiedade é considerada um sintoma secundário muito comum nos casos de fibromialgia. Este sintoma é de fundamental importância uma vez que, em situações de ansiedade e estresse, os pacientes referem piora da dor, fadiga, sono etc. Assim, algumas orientações são sugeridas:

- Como para todos os sintomas da fibromialgia, é importante identificar as causas ou fatores de piora da ansiedade e estresse.
- Situações estressantes e angustiantes existem na vida de todas as pessoas; é necessário aprender a lidar com elas.

- Deve-se pensar em formas de resolver o problema, e não somente no problema. Quase todos os problemas têm solução. Para encontrar soluções, é importante focar a atenção em um problema de cada vez.
- Ser organizado pode ser uma solução para situações estressantes, pois permite identificar o que se deve fazer e as prioridades de cada tarefa. Fazer listas em papel ajuda a não esquecer e, à medida que as tarefas são realizadas e riscadas na lista, dão uma confortante sensação de dever cumprido.
- Pacientes queixam-se bastante de sobrecarga. Nessas situações, é importante aprender a se organizar com a própria capacidade, entender as limitações e delegar tarefas. A pessoa não precisa dar conta de tudo sozinha.
- Pequenos problemas não merecem grandes preocupações.

Aprendendo a solucionar: fazer um registro diário da ansiedade; identificar as possíveis causas; por último, descrever as soluções. Aproveite as dicas dadas.

Dicas para controlar a depressão

Assim como a ansiedade, a depressão é um sintoma secundário, porém frequente em fibromiálgicos (Wolfe et al., 1990).[6] Em situações de dor constante, sem perspectiva de melhora, é natural que os pacientes sintam-se desanimados e deprimidos. Algumas atitudes podem melhorar essa situação:

- Reconhecer as virtudes que têm. Se necessário, solicitar que faça uma lista com cinco virtudes, físicas ou de personalidade.
- Fazer algo prazeroso. Muitas vezes, os pacientes nem conseguem pensar no que gostam de fazer. Nesse caso, o profissional pode ajudá-lo com algumas ideias. Solicite pelo menos três coisas que sejam agradáveis e possíveis de serem realizadas.
- Estimular os exercícios físicos, pois estes podem melhorar o humor e a função física.
- Identificar o que o deixa triste, deprimido, amedrontado e desanimado e evitar essas situações.
- Orientar a procura de ajuda profissional quando for necessária, quebrando as barreiras de preconceito.

Aprendendo a solucionar: fazer um registro diário da depressão; identificar as possíveis causas; por último, descrever as soluções. Aproveite as dicas dadas.

MOTIVAÇÃO

Quantas vezes o paciente chega e diz ao profissional que não adianta fazer fisioterapia, pois os sintomas da fibromialgia não melhoram. O que responder? Concordar ou discordar da afirmação? Podemos começar concordando com ele, mas contra-argumentando, ou seja, perguntando, por exemplo, se ele tem dor de cabeça e como ele cuida disso. E o que ele faz para conviver com a dor de cabeça. Possivelmente controla com medicamentos, relaxamento, repouso etc. Enfim, ele descobriu como controlar esse sintoma. Será que não é possível fazer o mesmo com a fibromialgia, ou seja, controlar os sintomas? Certamente sim, e o terapeuta tem um papel decisivo no que podemos chamar de motivação.

A motivação deve anteceder o tratamento. É necessário que o paciente seja antes de mais nada, um parceiro, um cúmplice e assuma de modo decisivo a participação ativa em todo o processo.

Que tal começar perguntando ao paciente qual é a finalidade do tratamento se ele acredita não ter cura? Você acha que todos os pacientes responderão da mesma forma? Será que as pessoas têm o mesmo objetivo quando procuram o tratamento, em especial o de fisioterapia? Provavelmente a maioria dos pacientes responda que o objetivo é aliviar a dor e os sintomas. Nesse caso, a fisioterapia tem muito o que fazer.

DESENVOLVENDO HÁBITOS SAUDÁVEIS

Em relação aos homens, as mulheres têm risco quatro vezes maior de desenvolver osteoporose. Isso acontece principalmente por causa da diminuição de hormônios sexuais femininos após a menopausa. Considerando que a fibromialgia acomete preferencialmente mulheres entre 35 e 60 anos, é importante adotar medidas que impeçam o surgimento precoce da osteoporose.

Numerosas pesquisas confirmam que dieta e nutrição têm importante papel no manejamento da dor e relatam o sucesso das abordagens multidisciplinares incorporando mudanças no estilo de vida e na alimentação e levando a um estado ótimo de saúde e bem-estar. Além disso, também citam a importância de uma dieta nutricional para tratar e prevenir doenças e restabelecer o equilíbrio corporal de modo saudável. A Figura 5.3 mostra a pirâmide de alimentos.

Além da alimentação, os exercícios regulares podem ser determinantes para uma vida saudável. Assim, uma dieta rica em cálcio e a realização de exercícios regulares, tais como caminhadas, natação, exercícios aeróbios e de alongamento etc., podem auxiliar no controle de peso e prevenção da osteoporose. O importan-

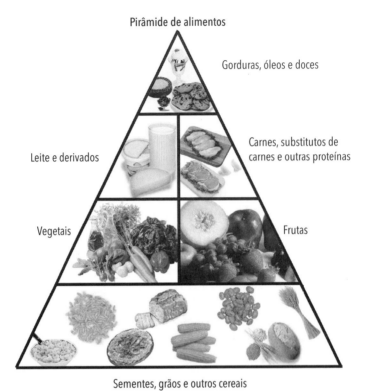

Figura 5.4 Pirâmide de alimentos. Os alimentos da base podem ser ingeridos em maior quantidade. Fonte: www.centromarianweiss.com.br/nutricao.asp.

te é começar por um programa de tratamento adequado, levando-se em conta a necessidade de uma proteção articular durante os exercícios físicos. Dessa forma, uma redução da sobrecarga articular pode diminuir os sintomas consideravelmente.

Dicas de alimentação e controle do peso

Evidências recentes apontam que a fibromialgia é uma manifestação de metabolismo prejudicado e, na maioria dos casos, a causa parece ser a regulação inadequada do hormônio tireoidiano na função celular (Chaitow, 2002).[7] Segundo Lowe e Honeyman-Lowe (2002),[8] o tratamento incluiria então: uso de suplementos nutricionais, hormônio tireoidiano e tratamento físico – este último de competência do fisioterapeuta –, e teria como objetivo o alívio da dor, o relaxamento muscular e a melhora da condição musculoesquelética crônica.

Alguns quilos a mais podem sobrecarregar as articulações e contribuir para o aumento da dor. Além disso, quando a pessoa está com peso mais baixo, melhora sua autoestima e sente-se muito mais bonita. Assim, além de uma alimentação saudável e exercícios, é importante estabelecer um plano ou meta para concretamente perder peso.

Dicas de hábitos posturais

Postura é a relação entre os segmentos do corpo. Manter uma boa postura durante as atividades de vida diária representa a boa relação entre os segmentos corpóreos no dia a dia. Por exemplo, um bom posicionamento da cabeça em relação à coluna enquanto estiver digitando no computador; um bom posicionamento da coluna em relação aos braços quando pegar um objeto no chão; um bom posicionamento das mãos em relação aos ombros e à coluna quando carregar um objeto pesado etc. Para isso, algumas dicas posturais são importantes para não piorar ou mesmo desencadear a dor, a saber:

- Adotar e manter uma boa postura. A boa postura está relacionada com menor sobrecarga em músculos e articulações e melhor biomecânica, evitando, dessa forma, piora da dor (Kendall, 2007).[9] Nesse caso, é imprescindível a atuação de um fisioterapeuta experiente que intervenha com exercícios para essa obtenção e oriente o paciente a adotá-la e mantê-la.
- Evitar atividades em que haja contração excêntrica do músculo (p. ex., colocar um objeto pesado no chão fletindo o tronco), pois podem causar microtraumas no músculo e dor. Lembrar que um programa de exercícios para adaptação do corpo a tarefas mais intensas é importante.
- Às vezes, é importante realizar a adaptação do mobiliário em que se trabalha ou permanece diariamente. Manter-se por tempo prolongado em postura inadequada, seja em pé, sentado ou deitado, pode causar tensão nos músculos e dor.

Dicas práticas

1. **Atividade:** aprender a sentar corretamente.
   Descrição: oriente seu paciente a sentar-se em uma cadeira com os pés apoiados no chão ou com algum apoio embaixo dos pés. A coluna deve ficar totalmente reta. Essa postura deve ser mantida por algum tempo, como forma de treino para uma boa postura naturalmente. Para ficar ainda mais ereto, o paciente pode colocar um livro na cabeça e tentar equilibrá-lo.

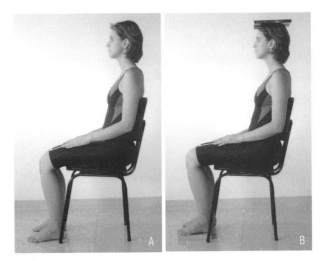

Figura 5.5 A e B: Postura correta ao se sentar.

2. **Atividade:** aprender a segurar objetos corretamente.

   Descrição: oriente seu paciente a pegar sempre os objetos próximos ao corpo com flexão de quadris e joelhos. É importante que ele perceba o porquê dessas orientações. Ensine que, quanto maior for a distância entre o objeto e o corpo, maior será a sobrecarga nos ombros e na coluna. Além disso, pegar objetos com flexão de tronco e joelhos estendidos pode ser mais fácil, mas prejudica a coluna.

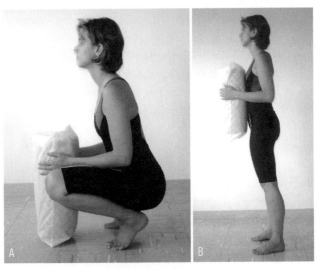

Figura 5.6 A e B: Postura para segurar objetos.

3. **Atividade:** aprender a descarregar o peso em uma perna durante os trabalhos em pé.
   Descrição: oriente seu paciente a colocar um dos pés em um apoio mais alto. É importante que ele entenda que essa postura ajuda a relaxar a lombar e deve ser feita nas atividades diárias, como lavar louça, passar roupa etc.

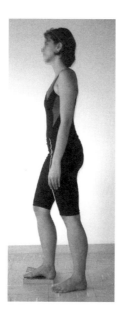

Figura 5.7 Postura correta para descarregar o peso em uma perna durante os trabalhos em pé.

4. **Atividade**: aprender a ficar em pé, com boa postura.
   Descrição: assim como a postura sentada, é importante treinar a ficar em pé com boa postura. Oriente seu paciente a manter-se o mais ereto possível, apoiar um livro sobre a cabeça e sustentar por alguns segundos.

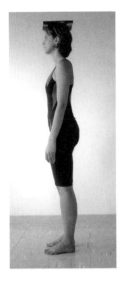

Figura 5.8 Boa postura para ficar em pé.

SETE NÍVEIS DE AJUDA AO FIBROMIÁLGICO

1º) Afirmação: seja claro com o paciente – afirmar significa definir claramente o que se pretende com o tratamento. O paciente deve ser estimulado a entender o seu problema.

2º) Explicação: é importante que os pacientes entendam o que é a fibromialgia. Saliente que os sintomas podem ser controlados e, para isso, a sua participação é necessária. Os pacientes necessitam ser orientados a assumir atitudes positivas.

3º) Definição: o paciente deve entender o significado da fibromialgia e assumir um plano de tratamento que deve ser proposto com a sua concordância.

4º) Transformação: mudança de foco – aceitar uma mudança real, ou seja, mudança de hábitos de vida e comportamento positivo frente à fibromialgia.

5º) Dedicação: controle da fibromialgia – pergunte ao seu paciente se ele está fazendo o melhor possível para controlar os sintomas. Ele deve ser orientado a controlá-los e, para isso, o trabalho deve ser diário.

6º) Avaliação, monitoramento e treinamento: a boa relação terapeuta-paciente deve ser estabelecida. Dessa relação pode resultar o bom manejamento da fibromialgia. São necessários uma avaliação completa e o planejamento de um bom programa de tratamento. Além disso, é desejável monitorar as atividades dos pacientes durante algum tempo, até que elas estejam incorporadas nas atividades de vida diária.

7º) Prevenção e manutenção: é importante incentivar ações preventivas. Por exemplo, realizar exercícios físicos regularmente, aprender técnicas de relaxamento, evitar situações estressantes, assumir atitudes positivas etc.

RELATO DE PACIENTES*

Paciente - MEBD

"Bom, meus dias são sempre iguais, sempre na minha rotina diária. Que é ao levantar, em vez de acordar relaxada para aproveitar o dia bem, já levanto muito cansada e com dores no corpo todo. Mal consigo levantar, preciso me levantar bem, porque se levantar rápido posso cair. Quando lavo roupa, fico com dores nas mãos e braços. Se limpo a casa, uma faxina completa como fazia normalmente antigamente quando não sentia nada e terminava em um dia normal,agora não aguento fazer nem 1/3 do que eu fazia em um dia. E quando faz um pouquinho a mais do que eu posso, ao anoitecer fico toda dolorida, o corpo todo. Coluna, pernas, braços etc. Para dormir não consigo dormir do lado direito. Por isso não durmo direito. Sinto muitas dores na bacia e nas costas."

Paciente - LF

"Ter fibromialgia é acordar cansada, corpo moído, com a sensação de ter acabado de deitar. Fadiga, fraqueza, com os nervos a flor da pele. É não descansar há quatro anos, nem acordar bem. É sentir uma constante sensação de gripe, com direito a mal-estar, dores pelo corpo; tonturas; dor de cabeça + enxaqueca; vista embaçada, parece que há uma neblina; manchas na vista e muitas vezes escurece. Perder o equilíbrio, parece que vou cair. Não conseguir concentrar; memória péssima; trocar números e letras. Sentir-se engessada; incomodada; irritada; confusa; sem direção, do avesso; estranha; cansada; humor e energia em declínio; uma espécie de morte em vida. Tudo parece difícil. Não suporto pressão, agitação, ritmo. É ter que administrar tudo isto da melhor maneira possível; é sentir-se muito mal quase que o tempo inteiro. Paladar ruim e tudo parece estranho."

Paciente - AOB

"Fibromialgia? Não sei quando esta síndrome iniciou em minha vida. Fui um bebê pequeno, magro e sempre tive problemas de saúde, nariz, garganta, ouvido. Sempre tive dor na cabeça, aftas. Mais tarde foi descoberto o problema da visão, ATM, desvio de septo, má oclusão, onde usei aparelho por cinco anos. Em 1998,

---

* Transcritos segundo a escrita original dos pacientes.

a hérnia de disco, que também não sei quando iniciou. Por tudo isso fica difícil dizer o que está prejudicando mais. Sei que nos últimos anos sinto-me torturada pela dor intensa, pressão, tristeza pelo descaso de vários profissionais e de pessoas da própria família e outras conhecidas. Pior do que a dor são as consequências que estou vivendo, como aumento de peso, unhas deformadas, anemia, úlcera, gastrite, baixa resistência, despesas incompatíveis com o salário e os resultados cada vez menores. Já fiz tudo o que foi indicado e o que conheço. Então sinto que estou no meu limite.

Muitas vezes, sinto-me um cadáver ambulante. Eu que sempre trabalhei muito, atualmente muitas vezes não consigo cuidar nem de mim; exemplo, lavar um cabelo, preparar uma pequena refeição, ou seja, ficar em pé.

Só aqui em São Paulo estou desde 1984 lutando contra a doença (dores?). E confesso que já não sei mais o que fazer. Repito que isto não é viver, e sim um estágio interminável de tortura e se eu pudesse escolher de forma legal continuar com esta autodestruição ou abreviar a vida neste momento ficaria com a segunda opção."

REFERÊNCIAS BIBLIOGRÁFICAS

1. McBeth J. The epidemiology of the chronic widespread pain and fibromyalgia. Fibromyalgia and other central pain syndromes. Wallace D, Clauw D (eds.). Philadelphia: Lippincott Williams & Wilkins; 2005.
2. Burckhardt CS, Lorig K, Moncur C, Melvin J, Beardmore T, Boyd M. Arthritis and musculoskeletal patients education standards. Arthritis Foundation. Arthritis Care Res. 1994;7:1-4.
3. Riemsma RP, Taal E, Kirwan JR, Rasker JJ. Patient education programmes for adults with rheumatoid arthritis. BMJ. 2002;325:558-9.
4. Bodenheimer T, Wagner EH, Grumbach K. Patient self-management of chronic disease in primary care. Jama. 2002; 288(15):1909-14.
5. Pastor MA, Sallas E, López S, Rodrigues J, Sánchez, S, Pascual E. Patient's belifs about their lack of pain control in primary fibromyalgia syndrome. Bras J Rheumatol. 1993;32:484-9.
6. Wolfe F, Smythe HA, Yunus MB, Bennett AM, Bombardier CE, Goldenberg DL. The American College of Rheumatology 1990. Criteria for the classification of fibromyalgia: Report of the Multicenter Criteria Committee. Arthritis Rheum. 1990;33:160-72.
7. Chaitow L. Síndrome da fibromialgia: um guia para o tratamento. Barueri: Manole; 2002.
8. Lowe JC, Honeyman-Lowe G. Facilitating the decrease in fibromialgic pain during metabolic rehabilitation: an essencial role for soft tissue therapies. 2002(4):1-9.
9. Kendall FP, Mccreary EK, Provance PG. Músculos - provas e funções. Barueri: Manole; 2007.

6

Pesquisa clínica em fibromialgia

Amélia Pasqual Marques
Ana Assumpção
Luciana Akemi Matsutani

Para quem deseja se atualizar, a internet e os periódicos ainda são os meios mais fáceis e modernos. Muitas das revistas estão hoje disponibilizadas na internet em *sites* próprios, e sem dúvida alguma facilitam e muito o trabalho de atualização.

Para quem além de atualização quer realizar pesquisas, em especial na área da saúde, damos aqui as noções básicas e os principais modelos.

Durante muitos anos, os fisioterapeutas atuaram com base em livros de reabilitação importados, cuja característica marcante eram as "receitas" prontas, que dispensavam a necessidade de pensar para a tomada de decisões. Era notória, nas décadas de 1960 e 1970, a importação de técnicas norte-americanas e europeias – Bobath, Kabat, Klapp etc. –, ainda hoje utilizadas. Essas técnicas ou métodos provinham da experiência pessoal e tinham frágil fundamentação científica.

Felizmente, essa tendência sofreu grandes mudanças. Atualmente, a prática clínica é necessariamente alicerçada em pesquisa. Cada vez mais, os fisioterapeutas se interessam por pesquisa e seus resultados (Dias, 2003).[1] A prática fisioterápica baseada em evidências é uma realidade e ganha cada vez mais adeptos; tornou-se rotina o fisioterapeuta fundamentar sua intervenção em pesquisas anteriores ou em revisões sistemáticas.

Os desfechos clínicos de interesse dos fisioterapeutas não devem se reduzir apenas ao diagnóstico médico, mas principalmente àquele decorrente do impacto das doenças ou das condições de saúde na vida das pessoas. "No campo das ciências da saúde, a epidemiologia descritiva é um passo fundamental para o conhecimento de uma determinada doença, ou agravo à saúde" (Haddad, 2004, p.35).[2] O fisioterapeuta precisa, portanto, avaliar, estabelecer o diagnóstico e prognóstico fisioterapêutico, selecionar intervenções e realizar reavaliações (Resolução Coffito n. 80):[3] este é o princípio da pesquisa. E os fisioterapeutas dispõem de grande arsenal de opções terapêuticas que transformam a tomada de decisão clínica em um ato extremamente complexo. Para a tomada de decisão, podem tanto recorrer a evidências trazidas por outros pesquisadores – em livros e periódicos – quanto perceber a necessidade de realizarem pesquisa eles próprios. Em oposição ao trabalho gigantesco de antes, de garimpo nas bibliotecas, hoje os meios eletrônicos organizam as informações e facilitam o acesso à informação desejada por meio de bases de dados (Dias, 2003),[1] como Cochrane Library, MEDLINE, LILACS, CINAHL, PEDro etc.* Em qualquer caso, o fisioterapeuta precisa lastrear-se para ponderar as evidências que vier a encontrar.

Os níveis de evidência têm sido utilizados como um norteador para classificar a qualidade dos estudos realizados na área da saúde. Atallah et al. (2004)[4] propõem uma pirâmide dos níveis de evidência. Encontram-se no nível mais alto as revisões sistemáticas e as metanálises e, na sequência, os estudos clínicos randomizados, de coortes, de casos-controle, estudos e séries de casos; seguem-se a opinião de especialistas, os estudos com animais e as pesquisas *in vitro* (Figura 6.1).

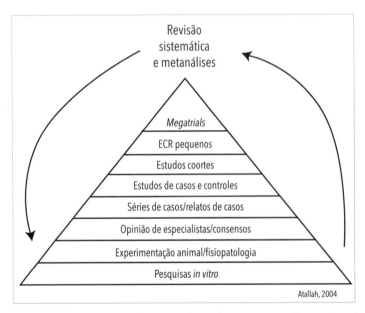

Figura 6.1   Diagrama ilustrativo dos níveis de evidência em estudos na área da saúde. ECR: Estudo clínico randomizado; *Megatrial*: ensaio clínico com mais de mil casos.

---

*   Cochrane Library: <www.cochrane.org>; MEDLINE: <www.medline.cos.com>; LILACS: <www.bireme.br>; CINAHL: <www.cinahl.com>; PEDro: <www.pedro.fhs.usyd.edu.au>.

MODELOS DE PESQUISA

Para cada pergunta de pesquisa, há um tipo de desenho ou delineamento mais adequado (Quadro 6.1). É necessário identificar as vantagens e desvantagens de cada tipo de estudo, bem como avaliar se dispomos dos meios e instrumentos necessários para a realização (Marques e Peccin, 2005).[5]

Quadro 6.1 Questões clínicas e desenhos de pesquisa

Questão clínica	Desenho de pesquisa
Diagnóstico	Transversal
Prevalência	Transversal
Incidência	Coorte
Risco	Coorte e caso-controle
Prognóstico	Coorte
Tratamento	Estudo clínico randomizado
Prevenção	Estudo clínico randomizado
Causa	Coorte e caso-controle

O tipo de estudo está intimamente relacionado à pergunta de pesquisa. Os tipos podem ser divididos em *descritivos* e *analíticos*. Os descritivos indicam a possibilidade da existência de determinadas associações da doença ou da piora com características temporais, espaciais e atributos pessoais. Já os analíticos são utilizados quando existe uma hipótese a ser testada. A Figura 6.2 sintetiza as subdivisões dos vários tipos de estudo mais frequentemente realizados na área da saúde.

Considerando os estudos apontados na pirâmide, descreveremos brevemente as principais características dos estudos descritivos para, depois, determo-nos mais nos analíticos.

Estudos descritivos

Neste tipo de estudo em geral, é descrita a ocorrência de doenças segundo variáveis individuais, geográficas e temporais. Os principais estudos descritivos são os que se seguem.

Populacionais, pesquisa-se a ocorrência de doença entre diferentes populações, que apresentem diferentes graus de exposição a determinado fator.

Relato de caso é uma detalhada apresentação de um ou mais eventos clínicos observados, sendo importante para a descrição de doenças raras. Muitas vezes, esses estudos dão origem a outras pesquisas, entre elas as experimentais. Esse tipo

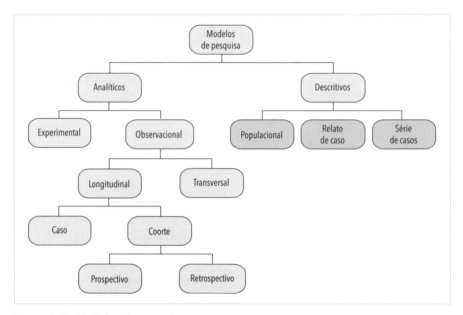

Figura 6.2   Modelos de pesquisa.

de estudo tem algumas vantagens: estimula novas pesquisas, tem procedimentos simples quando comparado aos exigidos em outros tipos de estudo; sua principal limitação refere-se à dificuldade de generalização dos resultados obtidos.

Série de casos é um levantamento das características de um grupo de indivíduos com uma determinada doença, realizado em certo ponto do tempo. É útil para delinear o quadro clínico de doenças raras ou recentes e levantar novas hipóteses. Apresenta como limitações a ausência de um grupo controle e o levantamento de hipóteses de relações causais, que não podem ser testadas, pois tanto a exposição quanto as doenças são medidas no mesmo ponto do tempo.

Em geral, um estudo descritivo indica a possibilidade de existência de determinadas associações da doença ou condições que podem causar prejuízos à saúde, com características temporais, espaciais ou pessoais, levando os pesquisadores a formularem hipóteses para novas investigações a ser realizadas.

Estudos analíticos

Os estudos analíticos são divididos em *experimentais* e *observacionais* (Figura 6.2). Nesse tipo de estudo, há necessidade de analisar dois grupos: o de estudo e o controle. Os estudos experimentais, ou de intervenção, são também chamados de ensaios clínicos. Neste, o examinador controla a exposição a determinado fator nos dois grupos e analisa o efeito de interesse. Nos estudos observacionais, o investigador apenas observa o curso natural dos eventos, analisando a associação entre exposição e doença. São os estudos de coorte e os casos-controle e transversais.

Estudos experimentais/ensaios clínicos

O estudo experimental, ou de intervenção, caracteriza-se pelo fato de o pesquisador ser o responsável pela exposição dos indivíduos, ou seja, ele decide qual a melhor intervenção. A exposição pode ser uma medida terapêutica – uma dieta, um medicamento, a fisioterapia – ou preventiva, como vacina, processo educativo, redução de fatores de risco etc.

Dos modelos experimentais, o ensaio clínico controlado randomizado é o que está no topo da pirâmide de evidência, sendo considerado o mais confiável, em decorrência do rigor metodológico requerido. Constitui um dos principais avanços científicos entre os métodos de pesquisa durante o século XX. É um estudo que compara o efeito e o valor de uma intervenção (profilática ou terapêutica) com controles em seres humanos, em que o investigador distribui o fator de intervenção a ser analisado de forma aleatória pela técnica de randomização. Dessa forma, os grupos experimental e controle são formados por um processo aleatório de decisão.

O ensaio clínico randomizado tem três componentes fundamentais:

1. doentes que devem ser recrutados em uma população, constituindo uma amostra representativa desta;
2. a intervenção, que irá diferenciar o grupo experimental do controle, aos quais os doentes são alocados por meio de randomização;
3. os desfechos clínicos, variáveis cuja análise irá determinar o sucesso da intervenção.

Os ensaios clínicos randomizados vêm sendo descritos como padrão-ouro na avaliação de questões terapêuticas e preventivas em saúde. Com esse método de estudo, reduz-se a probabilidade de obter dados tendenciosos. A randomização baseia-se no princípio de que todos os participantes de um determinado estudo devem ter a mesma probabilidade de receber tanto a intervenção a ser testada quanto não receber a intervenção, constituindo, neste caso, seu grupo-controle.

A fim de se evitar erros sistemáticos nos ensaios clínicos, a amostra deve ser representativa da população envolvida na questão em estudo. O cálculo do tamanho da amostra deve ser feito previamente, assim como o cuidado em relação ao sigilo de alocação e do método de randomização utilizado. Também se deve atentar para que os indivíduos envolvidos não venham a tomar conhecimento do grupo de que estão participando (intervenção ou controle), tampouco os investigadores que estarão avaliando os resultados. O procedimento duplo-cego é garantido sempre que tanto o pesquisador responsável pela avaliação do paciente quanto o próprio paciente não sabem quem está no grupo intervenção e quem está no grupo-controle. Cabe salientar que todos os indivíduos devem ser avaliados nos grupos aos quais pertencem, mesmo aqueles que, porventura, saiam do estudo antes de seu término (análise por intenção de tratar).

O planejamento de um estudo clínico controlado deve incluir os seguintes itens: objetivos claramente definidos; definição dos critérios de inclusão e exclusão e dos critérios diagnósticos; grau de gravidade da doença; material e equipamentos a serem utilizados; critérios de avaliação dos efeitos esperados; definição dos dois grupos: o que receberá o tratamento e o controle; e, por último, a análise dos dados.

Sugestão de artigos pra leitura

1. Carbonario F, Matsutani LA, Yuan SL, Marques, AP. Effectiveness of high-frequency transcutaneous electrical nerve stimulation at tender points as adjuvant therapy for patients with fibromyalgia. Eur J Phys Rehabil Med. 2013;49(2):197-204.
2. Bressan LR, Matsutani LA, Assumpção A, Marques AP, Cabral CM. Efeitos do alongamento muscular e condicionamento físico no tratamento fisioterápico de pacientes com fibromialgia. Braz J Phys Ther. 2008;12(3):88-93.

Estudos observacionais transversais

Os chamados estudos observacionais podem ser transversais ou longitudinais. Os estudos transversais são também denominados estudos de prevalência. A frequência de uma ou várias doenças é medida por meio de levantamentos em uma população. A exposição e a doença são determinadas simultaneamente, não sendo possível testar hipóteses nesse tipo de estudo. A prevalência, estatística descritiva obtida de um estudo transversal, é a proporção de indivíduos que apresentam a doença em um determinado ponto do tempo; difere da incidência, obtida no estudo de coorte, que é a proporção de indivíduos que adquirem a doença ao longo de um período do tempo. Os estudos de prevalência são relativamente baratos, fáceis de realizar e úteis na investigação do grau de exposição a determinadas condições por características individuais fixas, tais como etnia, nível socioeconômico e grupo sanguíneo. Em surtos epidêmicos de doenças, um estudo de prevalência envolvendo diversas medidas de exposição é o primeiro passo na investigação da causa.

O planejamento de um estudo transversal deve incluir os seguintes itens: objetivo claramente definido; definição da população-alvo e da população de estudo; determinação dos dados a serem coletados; critérios para classificação dos indivíduos e critérios diagnósticos; critérios para medir exposição; instrumentos de medida, definição e descrição do processo de amostragem; organização do trabalho de campo e análise dos dados.

Sugestão de artigos para leitura

1. Assumpção A, Cavalcante AB, Capela CE, Sauer JF, Pereira CA, Marques AP. Prevalence of fibromyalgia in a low socioeconomic status population. BMC Musculoskeletal Disorders. 2009;10:64.

Estudos observacionais longitudinais

Nos estudos longitudinais, sabe-se que pessoas foram previamente expostas a determinadas condições e depois surgiu a doença. Esses estudos dividem-se em coorte e de caso-controle. Nos do tipo coorte, o pesquisador cataloga os indivíduos como expostos e não expostos ao fator de estudo, segue-os por um determinado período e, ao final, verifica a incidência da doença entre os expostos e não expostos. Já nos estudos tipo caso-controle, o pesquisador cataloga os indivíduos em doentes e não doentes e verifica, retrospectivamente, se houve ou não exposição prévia entre os doentes e não doentes.

Estudos de coorte

Na Roma antiga, o termo *coorte* era utilizado para denominar um grupo de soldados que marchavam juntos em uma batalha. Na demografia e na epidemiologia clínica, coorte é um grupo de indivíduos seguidos juntos ao longo do tempo. Nos estudos tipo coorte, o pesquisador cataloga os indivíduos como expostos e não expostos ao fator de estudo, segue-os por um determinado período e, ao final, verifica a incidência da doença entre os expostos e não expostos, comparando-a nos dois grupos. Uma vez que os estudos de coorte recrutam pessoas saudáveis no início, é possível obter-se uma ampla variação de desfechos.

O planejamento de um estudo de coorte *prospectivo*[2] inicia-se com a definição de uma população-alvo, a escolha da população de estudo, a definição de participantes e não participantes e a dos expostos e não expostos. Os passos a serem seguidos devem incluir: objetivo claramente definido; definição da população-alvo e da população de estudo; critérios de seleção dos indivíduos que participarão do estudo e de classificação da exposição; critérios diagnósticos, tempo de seguimento; descrição do processo de amostragem; e análise dos dados.

O planejamento de um estudo de coorte *retrospectivo* segue os mesmos passos do anterior; a única diferença é que a exposição já ocorreu no passado, ou seja, houve a exposição em uma coorte de indivíduos e, na outra, não. O objetivo agora é reconstruir as duas coortes. Nesse tipo de estudo, é essencial que haja confiabilidade dos dados de registro que serão utilizados.

Sugestão de artigos para leitura

Coorte prospectivo

1. Passos VMA, Caramelli P, Benseñor I, Giatti L, Barreto SM. Métodos de investigação da função cognitiva no Estudo Longitudinal de Saúde do Adulto (ELSA-Brasil). São Paulo Med J. 2014;132(3):170-7.

Coorte retrospectivo

1. Yucel H. Factors affecting symptoms and functionality of patients with carpal tunnel syndrome: a retrospective study. J Phys Ther Sci. 2015;27(4):1097-101.

Estudos de caso-controle

Nesse tipo de estudo, também já houve a exposição e a doença, porém, diferentemente do coorte retrospectivo, a catalogação dos indivíduos não é feita com base na exposição (presente ou ausente), mas no efeito (doença presente ou ausente). Os doentes são chamados casos, e os não doentes, controles. A comparação final será entre a proporção de expostos entre os casos e entre os controles.

Inicia-se com a seleção dos casos, que deveriam representar todos os de uma determinada população. Não é necessário que casos e controles incluam toda a população, podendo ser restritos a qualquer subgrupo específico, como pessoas idosas, homens ou mulheres. Normalmente, para investigar as causas da maioria das doenças, os estudos de coorte são caros e podem requerer o acompanhamento de milhares de indivíduos para identificar um fator de risco. Para doenças pouco frequentes, é necessário escolher um grupo de referência, para que a *prevalência* da exposição nos indivíduos com a doença (casos) seja comparada com a exposição naqueles sem a doença (controles). Dessa forma, o propósito desse estudo é identificar características (exposições, ou fatores de risco) que ocorrem em maior (ou menor) frequência entre casos do que entre controles. A proporção de expostos a um fator de risco é medida nos dois grupos e comparada.

Os passos a serem seguidos devem incluir: objetivo claramente definido; definição da população-alvo e da população de estudo; definição dos casos e critérios de inclusão; definição dos controles e critérios de inclusão; critérios de classificação da exposição e tamanho da amostra; descrição do processo de amostragem; e análise dos dados.

Sugestão de artigos para leitura

1. Santo ASE, Mango PC, Assumpção A, Sauer JF, Marques AP. Fibromyalgia: is there association between balance and pain? A pilot study. Fisioter Pesq. 2014;21(1):27-33.
2. Muto LH, Mango P, Sauer JF, Yuan SL, Sousa A, Marques AP. Postural control and balance self-efficacy in women with fibromyalgia: are there differences? Eur J Phys Reh Med. 2015,51(2):149-54.

Revisões sistemáticas e metanálise

A revisão sistemática é um tipo de estudo secundário que objetiva facilitar a elaboração de diretrizes e o planejamento de pesquisa clínica (Atallah et al., 2004).[1] Uma grande quantidade de resultados de pesquisas clínicas é examinada e organizada adequadamente em uma revisão sistemática. Deriva de uma questão clínica específica, com fontes abrangentes de pesquisa e estratégia de busca explícita. A seleção é baseada em critérios aplicados de maneira uniforme, com avaliação criteriosa e reprodutível e com uma síntese quantitativa por meio de uma metanálise (Cook et al., 1995).[6] Metanálise é um estudo em que métodos estatísticos rigorosos são aplicados à revisão sistemática que agrupa os resultados de dois ou mais estudos primários (Clarke e Oxman, 2000).[7]

Como em geral a quantidade de informações científicas disponíveis é enorme, faz-se necessário que as informações sejam reunidas, organizadas, criticamente avaliadas e quantitativamente mensuradas. A revisão sistemática é uma técnica científica reprodutível. Permite avaliar estudos independentes e explicar possíveis conflitos, permitindo também o aumento da confiabilidade dos resultados, melhorando a precisão das estimativas de efeito de uma determinada intervenção clínica (Mulrow, 1994).[8]

É importante lembrar que as diretrizes clínicas baseadas em revisões sistemáticas consistem no elo de ligação entre as pesquisas e a prática clínica.

Sugestão de artigos para leitura

1. Lima TB, Dias JM, Mazuquin BF, Silva CT, Nogueira RMP, Marques AP, Lavado EL, Cardoso JR. The effectiveness of aquatic physical therapy in the treatment of fibromyalgia: a systematic review with meta-analysis. Clin Rehabil. 2013;27(10):892-908.
2. Yuan SL, Matsutani LA, Marques AP. Effectiveness of different styles of massage therapy in fibromyalgia: a systematic review and meta-analysis. Man Ther. 2015;20(2):257-64.

CONCLUSÃO

A escolha do desenho de pesquisa está diretamente relacionada com a pergunta de pesquisa que está sendo proposta. Para alicerçar sua prática clínica ou para realizar sua pesquisa, é de suma importância que o fisioterapeuta conheça os principais métodos utilizados na área da saúde.

SITES DE INTERESSE

- MedLine, Lilacs, Decs, Cochrane: www.bireme.br
- www.pubmed.com
- Dedalus, Acesso a Base de Dados, Acesso a Revistas eletrônicas: www.usp.br/sibi
- www.embase.com
- Periódicos, qualis: www.capes.gov.br
- Ovid: www.cdrompro.com.br/fmusp
- Pedro Database: www.pedro.fhs.usyd.ed.au/index.html
- Biblioteca digital de teses: www.teses.usp.br
- Biblioteca – FMUSP (bases de dados): www.fm.usp.br/biblioteca

Busca de descritores ou palavras-chave

- Descritores em Ciências da Saúde – DeCS: http://decs.bvs.br
- Medical Subject Headings – MeSH: www.nlm.nih.gov/mesh

REFERÊNCIAS BIBLIOGRÁFICAS

1. Dias RC. Prática baseada em evidências: sistematizando o conhecimento científico para uma boa prática clínica. Editorial. Rev Fisiot USP. 2003;10(2):i-ii.
2. Haddad N. Metodologia de estudos em ciências da saúde. São Paulo: Roca; 2004.
3. Conselho Federal de Fisioterapia e Terapia Ocupacional. Resolução Coffito n. 80. *DOU* n. 93, 21.05.1987, Seção I, p. 7.609. Disponível em: http://www.coffito.org.br/site/index.php/home/resolucoes--coffito/151-resolucao-n-80-baixa-atos-complementares-a-resolucao-coffito-8-relativa-ao-

-exercicio-profissional-do-fisioterapeuta-e-a-resolucao-coffito-37-relativa-ao-registro-de-
-empresas-nos-conselhos-regionais-de-fisioterapia-e-terapia-ocupacional-e-da-outras-provide.
html. Acessado em: 16.06.2015.
4. Atallah AN, Peccin MS, Cohen M, Soares BGO. Revisões sistemáticas e metanálises em ortopedia. São Paulo: Lopso; 2004.
5. Marques AP, Peccin MS. Pesquisa em fisioterapia: a prática baseada em evidências e modelos de estudos. Fisioterapia Pesquisa. 2005;11(1):43-8.
6. Cook DB, Sackett DL, Spitzer WO. Methodologic guidelines for systematic reviews of randomized controlled trials in health care from the Potsdam consultation on meta-analysis. J Clin Epidemiol. 1995;48:167-171.
7. Clarke M, Oxman AD (eds.). Cochrane Reviewers' Handbook 4.1 [updated June 2000]. In: Review Manager (RevMan) [Computer program]. Version 4.1. Oxford: The Cochrane Collaboration, 2000.
8. Mulrow CD. Rationale for systematic reviews. BMJ. 1994;309:597-9.

Índice remissivo

A
Activities-Specific Balance Confidence (ABC) Scale 56
Alimentação 108
Alongamento
    da cadeia anterior (braço) e das fibras superiores (trapézio) 88
    da cadeia anterointerna da bacia 82
    da coluna, da coxa e da panturrilha 80
    da coluna lombar e dos glúteos 80
    de cadeia posterior 85
    de diafragma 85
    de glúteos 84
    de músculos da cadeia posterior 81
    dos membros superiores e da lateral do tronco 89
    dos membros superiores e do tronco. 83
    dos músculos posteriores 86, 87
    dos músculos rotadores 90
    dos peitorais 89
Ansiedade 46, 105
    estado 46
    traço 46
Artrite reumatoide 6
Autoajuda dos pacientes 98
Automassagem 104
    de trapézios 104
Avaliação
    da ansiedade 46
    da confiança no equilíbrio 56
    da dor 20
    da fadiga 54
    da qualidade de vida 28
    do estresse 52
    do sono 40
    dos *tender points* 25
    fisioterapêutica 17, 18
        anamnese 18
        história clínica 18
    postural 58
    qualitativa das cadeias musculares 58

B
Boa postura para ficar em pé 112

C
Catastrofização da dor 10
Cinesioterapia 70
Colégio Americano de Reumatologia (ACR) 2, 7, 17
    critérios de classificação da fibromialgia 17
Controle
    da ansiedade e o estresse 105
    da depressão 106
    da dor 103
    do peso 108
Crenças disfuncionais 10
Critérios
    classificatórios 17
    de classificação da fibromialgia 4, 17
    diagnósticos da fibromialgia 6
        1990 (ACR) 3
        2010 3
        2010/2011 5, 19

D
Depressão 49
Desenho de pesquisa 124
Diagnóstico diferencial 10, 11

fibromialgia 10, 11
síndrome da fadiga crônica 10, 11
síndrome dolorosa miofascial 11
síndrome miofascial 10
Distúrbio do sono 10, 40, 102
Dolorimetria 24
Dolorímetro 24
Dor(es)
   à palpação 4
   crônica 2, 10
   difusa 4
   espalhada 1, 2
   irradiada 1
   musculoesqueléticas espalhadas 1

E
Educação de pacientes 100
Efeitos do estresse 52
Eletroterapia 74
Eletrotermofototerapia 74
   energia elétrica 74
   energia luminosa (*laser*) 74
   laser 74
   ultrassom pulsado 74
Ensaio(s) clínico(s) 119
   randomizado 119
Escala
   analógica visual da dor 20
   de confiança no equilíbrio específica para a atividade 57
   de depressão de Beck 50
   de fadiga de Chalder 54, 55
   de Likert 52
   de severidade dos sintomas 5
   do estresse percebido 52, 53
   numérica de dor 21
   de dor 20
   verbal de dor 21
Estudo(s)
   analíticos 118
   de caso-controle 122
   de coorte 121
      prospectivo 121
      retrospectivo 122
   descritivos 117
   experimentais 119
   observacionais 120
      longitudinais 120, 121
      transversais 120

Exercícios
   aeróbicos 71
      alta intensidade 71
      baixa intensidade 71
      moderada intensidade 71
   de alongamento 79
   muscular 72
   de fortalecimento muscular 71

F
Fadiga 10, 103
Fatores envolvidos na dor e nos sintomas da fibromialgia 9
Fibromialgia 1, 115
   conceito 2
   critérios diagnósticos 3
   etiologia e fisiopatologia 8
   histórico 1
   introdução 1
   pesquisa clínica 115
   prevalência 12
   sintomas e manifestações clínicas associadas 6
   sintomatologia 8
   tratamentos 62
Fibromiálgico 112
Fibrosite 1
Fisioterapia 68
   aquática 73
Fortalecimento
   de abdutores de quadril 94
   de adutores de quadril 94
   de flexores de cotovelo 92
   de glúteos 95
   de peitorais 93
   de quadríceps 91
   de romboides 96
   de tríceps da perna 96
   de tríceps do braço 92
   dos flexores de quadril 93
   muscular 79
Fototerapia 74

H
Hábitos
   posturais 109
   saudáveis 107
Hidroterapia 73
Hiperirritabilidade sintomática 12

I
Índice
 de dor generalizada 5, 17, 19, 99
 de qualidade de sono de Pittsburgh 41
  orientações para o cálculo da pontuação 43
Inventário
 ansiedade-estado 47
 ansiedade-traço 48
 de ansiedade traço-estado (Idate) 46, 47

M
Mapa de dor 21, 22, 98
Medical Outcomes Study 36-Item Short-Form Health Survey (SF-36) 32
 orientações para pontuação do SF-36 35
Metanálise 123
Miofascite 1
Miofibrosite 1
Mobilização articular 72
Modelos de pesquisa 117, 118
Motivação 107

N
Neurofibrosite 1
Níveis de evidência em estudos 116

O
Orientações para pontuação do SF-36 35

P
Pensamentos negativos 10
Pesquisa clínica 115
Pirâmide de alimentos 108
Postura 109
 correta ao se sentar 110
 correta para descarregar o peso 111
 para segurar objetos 110
Prevalência 12
Programas educativos 100

Q
Qualidade do sono 40
Questionário
 de impacto da fibromialgia (QIF) 29, 30
 de avaliação da qualidade de vida 28
  específicos 28
  genéricos 28
 McGill de dor 22, 23

SF-36 (Outcomes Study 36-Item Short-Form Health Survey) 31
Questões clínicas e desenhos de pesquisa 117

R
Reumatismo psicogênico 1
Revisões sistemáticas 123
Roteiro para avaliação dos *tender points* 25
 borda medial do joelho 27
 cervical baixa anterior 25
 epicôndilo lateral 26
 glúteo 27
 II articulação costocondral 26
 occipital 25
 supraespinhoso 26
 trapézio 25
 trocanter maior 27

S
Seleção dos casos 122
Severidade dos sintomas 17, 19, 100
Sintomas somáticos 20
Sono 102

T
Tender points 2, 17
Terapia(s)
 alternativas ou complementares 66
  balneoterapia 66
  dança do ventre 66
  ioga 66
  musicoterapia 66
 cognitivo-comportamental 67
 manual 72
  massagem 72
  mobilização articular 72
Termoterapia 74
Trabalho educativo 98
Tratamento(s) 62
 cinesioterapia 70
 eletroterapia 74
 exercícios
  aeróbicos 71
  de alongamento muscular 72
  de fortalecimento muscular 71
 fisioterapia 68
  aquática 73
 fototerapia 74

hidroterapia 73
medicamentoso 62
　analgésicos 63
　anticonvulsivantes 65
　antidepressivos 63
　corticosteroides 66
　dehidroepiandrosterona 66
　estrogênio 65
　hipnóticos 64
　hormônio de crescimento 65
　lidocaína 66
　melatonina 65
　relaxantes musculares 64
terapia manual 72
terapias alternativas ou complementares 66
termoterapia 74

W
Widespread 1
World Health Organization Quality of Life Group (WHOQOL) 36, 37